擁书庐临证医案

近现代稀见中医著作集丛刊㈠第一辑

杨百城 著

金钊 校注

學苑出版社

图书在版编目(CIP)数据

拥书庐临证医案/杨百城著；金钊校注．—北京：学苑出版社，2022.1

(近现代稀见中医著作集丛刊)

ISBN 978-7-5077-6364-5

Ⅰ．①拥…　Ⅱ．①杨…②金…　Ⅲ．①医案-汇编-中国-民国　Ⅳ．①R249.6

中国版本图书馆 CIP 数据核字(2022)第 013302 号

责任编辑：付国英
出版发行：学苑出版社
社　　址：北京市丰台区南方庄 2 号院 1 号楼
邮政编码：100079
网　　址：www.book001.com
电子信箱：xueyuanpress@163.com
电　　话：010-67603091(总编室)、010-67601101(销售部)
印 刷 厂：廊坊市都印印刷有限公司
开本尺寸：880×1230　1/32
印　　张：4
字　　数：75 千字
版　　次：2022 年 2 月第 1 版
印　　次：2022 年 2 月第 1 次印刷
定　　价：26.00 元

丛书编委会

丛书总序

医案是中医基础理论与临证实践相结合的结晶，是历代医家传承学术与创新发展的载体。医案丰富的内涵折射出中医药先贤的学术特点、学术思想和学术成就。漫长的中医发展过程中，医案由简而全、由散而范，逐渐趋于完善，同时也反映出不同历史时期的科学发展和医家思想的活跃程度。

明代江瓘编著的《名医类案》12卷，即是把明代以前的历代医家医案、经史百家中所载医案近3000例，以病证分为205门，以内科为主，兼及外、妇、五官各科。以姓名、年龄、体质、症状、诊断、治疗方药等的体例叙述，并多加注或按语，可谓开医案类书之先河，是中医第一部研究古代医案的专著。医案中所展现的精湛医术和治疗经验，精彩纷呈，为后世研究医家的学术思想脉络，留下了宝贵资料。

在西学东渐和社会大变局的冲击下，近现代中医药以“医乃仁术”的悬壶理念，大医精诚的业医精神，闯过艰难险阻，牢牢地扎根在神州大地，体现出中医群体极大的生命力。这一时期依然名医辈出，依然对医籍医案有深入的研究。如曹颖甫著《经方实验录》，徐衡之等编《宋元明清名医类案》，何廉臣著《全国名医验案类编》等。

现在，专业出版机构纷纷推出国医大师系列医籍医案图书，如《中国百年中医临床家丛书》《现代百名中医临床家丛书》等。这些国医大师，他们多是跨民国时期至中华人民共和国成立后的、省级以上的名老中医及全国老中医药专家学术经验继承工作前三批的指导老师（国家级名老中医）的一部分，总数不足300位，在中医长河中可谓是凤毛麟角。因此，对已有的名老中医医案要进行深入研究，点、校、注、按；对于尚没有出版的名老中医医籍医案深入挖掘、收集整理，发表出版势在必行；“高手在民间”，对于遗留下来，或在临床中仍在应用，或已近失传的医籍医案，当去粗取精、去伪存真，尽早整理使之面世。这是使我们的中医得以传承和发扬的主要举措。

《近现代稀见中医著作集丛刊》编辑组，“不忘初心，牢记使命”，沉下心来，为近现代名医医籍医案的补充、完善进行了不懈的努力，这对中医传承、创新、发展都具有重要的现实意义和深远的历史意义。本套丛书的出版，可提升阅读者的中医临床水平，开阔中医临床辨治的眼界，启迪中医临床研究的思路。

编辑组邀我为本丛书作序，不揣愚钝，而发管窥之见。

黑龙江中医药大学原校长

第二、四、五、六批全国老中医药专家

学术经验继承工作指导老师

栗德林

2021年2月28日

前　言

杨师程（1874～1937），字百城，或作伯诚。祖籍句容，明末迁常熟，居和平街。其幼时多病几殆，得医之助获再生，遂有活人之志。乃弃儒习医，问业于邑名医黄仲瑜，钻研五六载，年二十三悬壶济世。后遇老医蒋君维，蒋谓其学未纯，百城复师事之，医道益精，活人无算。蒋临终，嘱子蒋星华师事之。其临病人也，审慎周详，虽小恙，从不懈忽，尝曰：医者须怀割股心，胆欲大，心欲细，然后为病人施治，庶可矣！课徒则循循善诱，分析讲述，午夜不倦。与同道相处以诚，遇有会诊，恒虚心研讨，一切从减轻病人之痛苦出发。百城敦朴悬挚、好善乐施，为人治疾无分晨暮，至老不倦，以仁心仁术著称。

其遗《拥书庐临证医案》一卷，由受业张蕴石编次，分24门、260余案，系写本未刊。另有《温病条辨歌诀》等书，毁于战乱。无子，唯女钟虞，婿杨寄渔，同传其业。有门生40余人，分布城乡。

今编者将《拥书庐临证医案》进行重新整理修订(原书中诸方只有药味而无剂量，现尊原貌，未对剂量进行增补)，以冀本书之出版能供后学临证参考使用。

编　者

2021年4月

目　录

温　邪（附：丹痧）

周　表热三日不退，行垢杂溏，略咳无汗，右脉数。肺胃温邪蓄多，苔黄舌干夹有湿。清化疏解治之。

淡豆豉　蔻仁末　冬桑叶　大杏仁
原金斛　块滑石　杭菊花　淡竹茹
大连翘　薄荷叶　白苡仁　白通草

谭　温病二候，尚有肌热，从未大便，舌质干绛，不大渴饮，脉细数。即愈乃无变端。

鲜首乌　瓜蒌仁　火麻仁　制半夏北秫米同炒
细川斛　光杏仁　淡竹茹　薄橘红
石决明　生枳实　辰灯芯

沈　伏温夹湿夹食成病，刚一候，日进解肌，曾经便泄止，后下行黑垢少许，额出脂汗。即刻神昏乱语，循衣摸床，肝风动矣。根苔板糙，脉濡弦，气阴大伤，最恐内陷。

石决明　杭菊花　赤猪苓　带心辰翘[1]
淡豆豉　原金斛　紫贝齿　江枳壳
川广郁金　生蛤壳　玉枢丹　大麦芽
鸡苏散

吴　温病身热第七日，前日经行汗多，阵热头昏重，腰痛不能动，便闭溲少行，口渴，苔薄干糙，脉数。即愈为吉，否恐神昏，兼咳兼治。

花龙齿　紫贝齿　原金斛　炙竹茹
左牡蛎　代赭石　香橘络　广郁金
石决明　旋覆花　大杏仁　丝瓜络带子

侯　舌红苔腻糙，温邪痰热受风寒所束，身热咳嗽已五日，脉数不清。宣散清化以治。

炒银花　冬桑叶　炒苡仁　宋半夏[2]
大连翘　大杏仁　黛蛤散　香蔻壳
荆芥头　象贝母　炙竹茹　炒陈皮

二诊：服银翘散，寒热已减，咳亦微，数脉衰，稍清利，大便不实。原意变通再治。

杏仁衣　粉前胡　大腹绒[3]　炙竹茹

---

① 辰翘：朱连翘。

② 宋半夏：宋公祠半夏。《增订伪药条辨》：苏制半夏，以宋公祠所制为胜。

③ 大腹绒：大腹皮。

老苏梗　　赤白苓　　炒车前　　白苡仁
象贝母　　南楂炭　　炒陈皮　　玉桔梗

孙　此刻神呆弄舌摇头，皆是风生之象，食滞亦见化火，渴不欲饮，苔又焦干无润，脉数渐见阴小，已有入营之势。防生痉成厥。

鲜生地　　益元散　　石决明　　老港濂珠粉[①]
鲜石斛　　黑山栀　　白芦根　　淡竹叶
天竺黄　　带心辰翘

黄　温疟寒势渐无，热亦不盛，略渴，热时下痢，溲数出汗，脉细软弱，齿垢色如酱瓣，苔灰劫津，神志模糊，夜则呓语。症经旬日，已有正塌邪陷之势，得能挽回为幸。

炙鳖甲　　扁豆衣　　玄武版[②]　　囫囵麦冬
霍石斛　　煅牡蛎　　辰茯苓神　　炒枣仁
甘草炭　　囫囵洋参　　细生地　　囫囵白芍
元参心　　花龙骨

另备老港濂珠粉三分，于热甚昏蒙时开水调送。
代茶：扁豆衣、霍石斛

---

①　老港濂珠粉：珍珠粉。珍珠过去分进口及国产珍珠，进口珍珠又有老港及新港珍珠之分。老港珍珠多色泽好，珠形圆润，质坚，多产自斯里兰卡及日本一带。

②　玄武版：乌龟的腹甲，又称龟壳、败龟版。出《四川中药志》。

二诊：温邪陷入下焦，精血劫涸，风已动，神已蒙，脉已无根，舌已木强。病形至此，势已棘手，昨周时两进大剂四甲复脉，继以小定风珠下，虽还行，身热已屏除，舌边津液略回，中焦苔变灰，脉虽稍振，尚还无根，唇垢渐脱，齿污渐落。仍以前方再进，冀其真阴回复则正气固牢，立过三日，自有大好见象。

炙鳖甲　细生地　夜交藤　穞扁豆衣
龟甲心　炒枣仁　乌元参　陈阿胶
霍石斛　生熟龙骨齿　孩儿参　西洋参
大白芍　炙甘草　煅牡蛎　辰神茯苓
鸡子黄　大麦冬

陈　湿温身热出候，便稀得止，今日已行干垢，可惜不畅，幸身汗絷絷不干，还属佳象。热势逐日退去，苔尚厚糙晕灰，脉濡数。不剧大幸。

原金斛　石决明　干菖蒲　白蔻仁
淡豆豉　大麦芽　赤猪苓　保和丸
生枳实　带心翘　炒车前　块滑石

二诊：湿热外蒸，肌热式微，大便不能续行，又下稀水，苔湿黄老焦。邪滞分化不速，由于气机失利故也。脉尚数，余邪尚恋，再须分利以化湿热，参入通大便法。

块滑石　南楂炭　大腹皮　酒炒黄芩
赤猪苓　大麦芽　新会皮　白蔻仁

全瓜蒌　　炒枳壳　　莱菔子　　炙竹茹

炒车前　　炒泽泻　　青蒿叶

三诊：湿温病幸身热已止，昨用下法，大便行而不结，未畅，腹内仍不舒快，湿痹气机之象，所以糙黄苔虽薄而不聚，脉得细数，气阴已伤，余热逗留未清，反复极易。

块滑石　　炒车前　　炒广皮　　焦山栀

炒泽泻　　保和丸　　川通草　　带心翘

大腹皮　　赤猪苓　　细川斛　　粉丹皮

缪　湿温夹滞，寒热经候不解，脉数苔黑，渴饮溲利，略有汗作，恶欲发疹，须防昏言。

细川斛　　生蛤壳　　炒枳壳　　益元散

淡豆豉　　带心翘　　白苡仁　　采芸曲[①]

石决明　　赤茯苓　　保和丸　　大麦芽

徐　形寒形热，少汗不解，已历一星期。舌干苔粗糙，脉濡数。热伏湿中，用河间分化三焦法。

块滑石　　白蔻仁　　川通草　　炒陈皮

大杏仁　　大连翘　　炒车前　　白苡仁

赤茯苓　　淡竹叶　　炒泽泻

① 采芸曲：采云曲。

朱 温毒遍体，粗细红点密布，不咳，渴饮不多。前日下痢二次，幸即止，有汗热不解，脉数苔干粗糙。气阴已伤，邪欲入营内陷，今夜须防昏谵。

原金斛　冬桑叶　石决明　带心辰翘
玄参心　杭菊花　辰赤苓　鸡苏散
南沙参　淡竹茹　生蛤壳　南花粉

丹　痧

陶 传染发痧已第五日，寒热，昨见丹痧布满肢体成片，咳痰不爽，渴不多饮，唇焦苔粗厚糙。湿痰遏阻阳明，温热所怪者，脉阴细数，重按则无，恐其内陷，并有生风之险。

杭菊花　炒豆豉　陈胆星　益元散
象贝母　炒银花　鲜石斛　黑山栀
带心辰翘　大杏仁　生枳实　冬桑叶
广郁金　鲜芦根

缪 温毒丹痧，昨初诊势焰极盛，进解肌兼存阴法，痧毒达足，热度减却大半，干溏垢互下，极佳之象，故能喉道红肿痛均减，弦数脉渐静，作咳，清之化之。

南沙参　旋覆花　川象贝　带心翘
茅芦根　杜苏子　代赭石　鸡苏散

囫囵杏仁　原金斛　　黛蛤粉　　淡竹茹
炒银花

钱　丹痧发出不过一半，其未出者隐匿化火，劫津一星期内，经调治实属不易。刻见症舌红少苔，脉细数不耐按，鼻煽，上咳下痢，如急则内陷，缓则成怯。

南沙参　　囫囵杏仁　原金斛　　扁豆衣
车前子　　代赭石　　海蛤散　　左牡蛎
毛燕窝　　旋覆花　　川贝母　　茯苓神
淡竹茹

李　温邪酿发，丹痧遍体，密布无遗，幸便泄渐止，惟咳痰不爽，阻塞咽间，舌红苔糙，脉数。气阴大伤，恐防变化。

原金斛　　象川贝　　冬瓜仁　　黛蛤散
旋覆花　　淡竹茹　　海浮石　　囫囵杏仁
赤白苓　　广郁金　　代赭石

伏　暑

李　白痦密布，细小可见，关乎本元不足，今第十一日，昨热退，晚不寒微热，热得汗止，大势成疟，因大便未行，苔聚而化，脉少静，仍有复来之虞，不可早食。

川桂枝　辰神赤苓　光杏仁　赤小豆
瓜蒌仁　大白芍　带心连翘　石决明
肥知母　半贝丸　水炙竹茹　辰灯芯
白蔻仁

改方：去白芍，加青蒿、保和丸。

马　伏暑白痦遍发，昨夜已能安寐，身热亦断，口渴微减，汗出，便稀一次，脉左部尚小数。木火胃热仍盛，症刚二候，可望收束。

原金斛　象贝母　南花粉　冬桑叶
石决明　辰灯芯　淡竹茹　杭菊花
生蛤壳　紫贝齿　益元散　辰神赤苓

朱　伏暑病刚刚一候，表热朝轻暮甚，甚则神糊呓语，耳聋便溏，渴不多饮，脉软弦，苔糙白。气阴暗伤，慎防生陷之变。

淡豆豉　南楂炭　生苡仁　盐水陈皮
原金斛　生蛤壳　宋半夏　带心连翘
赤白苓　辰灯芯　车前子　广郁金

僧　类疟，每晚寒战发热，作渴出汗，呕吐酸水，已经二旬，此刻午前诊脉弦数。寒热并未清退，不是正疟，须防发物。

川桂枝　姜竹茹　赤白苓　块滑石
香青蒿　橘青皮　大麦芽　薄荷叶
嫩苏叶　姜半夏　生枳壳　大连翘

施　伏暑类疟，或断或续，红疹数点，从无白痦续出，狂汗减，汗漐漐，软垢又行，夜寐略有梦语，苔虽薄，尚湿糙不聚，脉细数。气已伤矣，宜分化湿热，不能再施表达伤正。

白蔻仁　薄荷叶　带心翘　辰神赤苓
木猪苓　辰滑石　川朴花　炙竹茹
盐水橘皮　宋半夏　辰灯芯　生苡仁
范志曲[①]

① 范志曲：全名“老范志万应神曲”。又名百草神曲，出福建泉州。

顾 舌绛中裂深，余裂纵横，阴不足体，寒热七日不止，乏汗，已见还作劳，强食，不大便，如此作用必致弄成大病。

淡豆豉　炒麦芽　炙竹茹　香青蒿鳖血炒
细川斛　保和丸　益元散　薄荷叶
大连翘　瓜蒌皮

何 半月内形寒身热，有汗不解，大便不结，脉沉数大，苔糙，头昏重。伏暑极重，凉湿外束，须防发物。

炙鳖甲　香青蒿　石决明　大腹绒
细川斛　扁豆衣　益元散　生苡仁
白蔻仁　赤白苓　大连翘　车前子

汤 伏暑病，身热将两候，内热灼伤气阴，求救于水，渴饮不堪，且兼泻，左少腹痛。木邪克土，须防增剧。

大白芍　瓦楞壳　赤白苓　制香附
淡吴萸　原金斛　左牡蛎　南楂炭
生木香　扁豆衣　青陈皮　大腹绒

周 十余日身热头痛腹泻，舌红苔湿黄，吐苦水，右脉濡数。伏暑夹湿，病象已成，不可进谷，症重不可小视，防陷。

蔻仁末　块滑石　薄荷头　苏藿梗

制半夏　　南楂炭　　大麦芽　　炒车前
姜竹茹　　白通草　　赤白苓　　薄橘红

黄　舌绛少苔，无形之暑邪多，有形之积滞少，大便日通故也。惟形寒身热，已经五日，少汗头痛，骨节烦疼，脉濡数。此属表症，法当取汗。

荆芥头　　生苡仁　　炒车前　　清水豆卷
大连翘　　赤茯苓　　带叶苏　　白通草
大杏仁　　鸡苏散　　炒泽泻

钱　伏暑病，身热夜甚，神昏，起行谵语，欲饮冷水，症刚一候，初时作泻有汗，近三日泻止无汗，舌干红，两边苔条黄，脉郁细数。气阴已乏，恐有内陷之险。

炒豆豉　　南花粉　　辰赤苓　　带心辰翘
鲜石斛　　炒青蒿　　干菖蒲　　薄荷叶
淡竹叶　　益元散　　广郁金

张　脉左弦数，右细软，身热已经多日，气阴已伤，啖梨成泻，舌劫津，如作泻多，即有内陷之险。

细川斛　　炒车前　　炒竹茹　　带心辰翘
益元散　　扁豆衣　　大白芍　　生熟苡仁
茯苓神　　左牡蛎　　白通草

二诊：旬余身热，系暑湿伏邪，一啖生冷即作泻，泻多即有内陷之险。生冷与寒凉药只能治热病，否则有遏邪之弊。今脉已平匀，苔透糙，唇碎，邪机向外矣。慎重可无虞。

细川斛　生苡仁　大连翘　炒竹茹
冬桑叶　赤白苓　大腹绒　宋半夏
杭菊花　辰滑石　炒陈皮

何　作泻愈后，旋见寒热，刻热退身凉，头部仍昏。本属阳旺体，所以如此。脉缓苔糙黄，舌红。暑重湿轻，还须变疟。

块滑石　带心翘　白蒺藜　炒竹茹
鲜荷叶　白蔻末　冬桑叶　石决明
炙橘红　薄荷头　炒丹皮　赤茯苓
苏藿梗

疟　疾

张　苔满布干糙厚极，燥而不欲饮，热重湿轻，所以柴平汤服无效果，反而气液受伤，脉软郁数不清，阳明热重，当进桂枝白虎汤。

川桂枝　玉泉散　原金斛　肥知母盐水炒
半贝丸　赤猪苓　辰滑石　香青蒿酒炒
青陈皮　淡竹叶　薄荷头　带心辰翘

二诊：得和解，疟疾已止，厚布苔亦化，大便通，胃呆味乏，小便短赤，左脉弦，留邪未清，还须谨慎。

鸡苏散　淡竹茹　香橘白　青蒿珠
赤茯苓　白通草　大连翘　半夏曲
大腹绒　炒泽泻　白蔻仁

姚　间疟好日，亦觉微热，大便泄，汗少出，时头昏眩，足见本元不足，脉左细弦、右不清，苔黄板布。暑热极重，恐其错乱成病。

炙鳖甲　扁豆衣　生苡仁　带心辰翘
原金斛　赤白苓　益元散　青盐陈皮
赤小豆　白通草　宋半夏　鲜竹心

姚 疟，春初至今，屡还复服温和，营卫已止，若即劳动，或小感风寒，不免又复，所以不独在禁忌口腹一途也。

川桂枝　大白芍　炙甘草　西党参炒
炙鳖甲　白茯苓　青陈皮　生姜
台白术　半贝丸　红枣

二诊：进和法，疟止未来，略有咳，便溏，疟必伤肝脾，仍须慎寒暄，忌口腹。肺肝脾再调。

台白术　山楂炭　炙竹茹　炙冬花
带皮苓　大腹皮　青陈皮　冬瓜仁
炒山药　半贝丸　炒谷芽　大白芍

裴 秋令三疟乱后，今忽又准，且夜来一宵方退，胃呆，百日绵延，血气必伤，截止非易，须慎口腹。

粉当归　川桂枝　煨草果　醋炙鳖甲
北柴胡　花槟榔　制甜茶　蜀漆炭
炙甘草　青陈皮　白茯苓

朱 疟来早截邪留，气血失和，中机失灵，还不饥无力，又复强补，腹内烧热，舌红少苔，脉弦。疟根仍在，治以养阴熄热。

炙鳖甲　益元散　大连翘　赤茯苓
细川斛　炒竹茹　炒元参　生谷芽
香青蒿　大白芍　生枳壳　姜枣

姚 疟初发属邪，屡发属本，况病伤不复，是以反复纠缠，即晓刻举发，亦属乘虚而来，已进养阴阳，佐化疟健脾法，饮食不钝，脉尚弦，防复作。

炙鳖甲　台参须　野於术[①]　炒归身
炙甘草　左牡蛎　炒陈皮　白茯苓
半贝丸　大腹皮　麦谷芽　炒白芍

张 劳乏新感发动伏邪成疟，间日以来四伐，势渐长，脉得软弦，和营卫以劫痰。

川桂枝　制甜茶　煨草果　赤小豆
大白芍　青陈皮　花槟榔　姜枣
炙甘草　肥知母　半贝丸

钱 久疟屡止屡复，且一日作二次，纳谷不旺，脉软弦。宜温和培养血气。

台白术　炙甘草　制半夏　绵黄芪防风同炒
粉当归　蜀漆炭　白茯苓　东白芍桂枝同炒
青陈皮　制甜茶　醋炙鳖甲

姚 间疟四伐，黎明寒战，一日发热，热时作呕，并不索饮，苔糙厚，脉弦。暑邪不多，间杂肝胃，乃成斯疟。

---

① 於术：主产于临安市於潜一带山峦，因产于於潜而得名。

川桂枝	白茯苓	橘青皮	醋炙鳖甲
大白芍	川朴花	姜半夏	白蔻仁
姜竹茹	花槟榔	肥知母	姜枣

顾　三疟转成日作，邪深退浅，极佳之象。

台白术	大白芍	炙甘草	醋炙鳖甲
老姜	白茯苓	花槟榔	制甜茶
生熟牡蛎	红枣	川桂枝	淮小麦
煨草果	酒炒当归		

痢　疾

丁　口腹不慎，寒热泄泻，幸昨身热已止，然已见积冻努挣而下积青白，气分失宣，木旺侮脾为本，湿热滞为标也。最恶作呕，神倦不思纳，大有噤口之象。苔糙不聚，脉细，幸不弦数。弱体已三日，即愈为善。

生当归　　炒车前　　姜竹茹　　赤白苓
平胃丸　　生白芍　　花槟榔　　广木香
莱菔子　　山楂炭　　炒枳壳　　炒泽泻
采芸曲

二诊：上恶下痢，来势凶恶，昨进磨荡新邪，和调气血，已见干溏正垢晨行，至今未下，两脉平静，尖苔已化，根苔尚糙。湿热余邪未清也。

枳术丸　　蔻仁末　　大腹绒　　广木香
麦谷芽　　赤猪苓　　南楂炭　　炒车前
炙内金

三诊：小溲已独行，干溏垢续行得畅，根边糙，苔已悉化矣。惟谷神少苏，脉平静，弱体经此小挫，肝脾胃又失和矣。和平调治。

台白术　　大白芍　　大腹绒　　生苡仁

炒扁豆　鸡内金　生枳壳　炒泽泻
白茯苓　山楂炭　青陈皮　生谷芽

四诊：弱体经痢即止，大便溏而不结，腹鸣，纳谷不多，不知饥，口极干，不欲饮，舌不能掉转，质红边苔花剥，脉由细转弦，尚不数硬。肝脾肾之阴阳已伤，进步治本。

白茯苓　南楂炭　北沙参土炒　白归身炮姜同炒
炙甘草　生鸡金　甜冬术元米炒　上桂片饭丸另送
扁豆衣　香谷芽　大白芍土炒

钱　身热下痢，白沫次数极密，着凉所致，苔白，经府仝[①]病，不可轻视。

生葛根　江枳壳　范志曲　带子腹绒
苏藿梗　粉前胡　车前子　赤猪苓
南楂炭　莱菔子　粉桔梗　薄荷头

姚　经寒热两候，当时便溏，自后下利，延今廿余日，吸烟强减其势，而谷神反减，纳少，两脉均见弦数，按软，舌液已干，苔中剥晕焦灰，边苔糙白带腻。良由液亏气弱下陷，余邪湿热逗留未清，清燥两非，拟进升清降浊法。

生葛根　大腹绒　炒泽泻　辰神赤苓

① 仝："同"的古字。下同。

大白芍　　炒车前　　谷麦芽　　穞扁豆衣
粉甘草　　乌梅炭　　荷叶蒂　　南楂炭
改方：去乌梅，加炒黄山药。

胡　赤白冻痢，昨起腹痛，尚无身热，能进食，谅不大害，本有血恙，今从下窍出泄，脉细数，苔厚糙。有湿热积滞，通之化之。

莱菔子　　南楂炭　　扁豆衣　　带子腹绒
枳术丸　　炒陈皮　　赤猪苓　　生木香
炒车前　　沉香曲　　半夏曲

二诊：赤白痢已见正垢，不痛，日下五六回。良由老年中阳馁弱，一夏暑湿内留，感动秋凉而成。治须培土化积，不能如壮年之攻克。

枳术丸　　麸枳壳　　炒泽泻　　带子腹绒
麦谷芽　　扁豆衣　　山楂炭　　半夏曲
采芸曲　　沉香曲　　炒陈皮　　炙内金
赤白苓

归　大便艰燥，一时忽作，杂冻而下，里急后重，势已成痢，下不快，须通肠去积。

熟大黄　　南楂炭　　炒陈皮　　生木香
花槟榔　　车前子　　赤猪苓　　莱菔子
生枳壳　　半夏曲

二诊：下痢已见正垢，里急后重渐除，所以能忍时刻，胸痞作酸，噫气，完全是肝。今须治肝以化湿热。

沉香片　生枳壳　生木香　左金丸另加吴萸
老苏梗　陈佛手　车前子　莱菔子
南楂炭　炒竹茹　橘青皮　花槟榔

叶　噤口痢已经六日，密于夜分，小溲不分，舌白苔微灰，脉细弦软。本元伤，须防不支。

大白芍　炒扁豆　炒陈皮　生熟苡仁
上桂片　山楂炭　菟丝饼　炒车前
白茯苓　大腹绒　麦谷芽　白术炭

黄　疟止复来，不寒栗，并下赤白痢，腹痛重坠，又八日，脉濡弦数，苔湿糙。湿热留中，经腑全病，幸藜藿之体可支。

粉葛根　赤白芍　生木香　莱菔子
炒柴胡　山楂炭　炒车前　炒枳壳
生当归　花槟榔　粉甘草

李　昨起痛痢，今晨次数极密，有赤有白，且兼恶泛，大有噤口痢象，时在冬令，极重且恶，即愈乃无生命危险。

生当归　生赤芍　山楂炭　盐水吴萸
磨木香　沉香曲　姜半夏　炒泽泻
生枳壳　莱菔子　炙橘皮　花槟榔

毛　半泻半痢，脾肾受伤，且有寒热，经腑同病，不思纳，又有噤口痢之象，尤凶，脉濡数。留伏之湿热着凉所致，表里仝治。

粉葛根　　花槟榔　　山楂炭　　温六散

赤猪苓　　生木香　　莱菔子　　炒枳壳

沉香曲　　川厚朴　　枳术丸　　车前子

苏藿梗

黄　疸

俞　壅补，湿热内留，发为黄，谷神不佳，腰酸足软，脉濡弦，苔黄糙。宜化湿泄热以治。

平胃丸　炒竹茹　绵茵陈　赤猪苓
半夏曲　建泽泻　炒枳壳　香谷芽
炒车前　炒苡仁　西砂仁　炒橘红

钱　火酒醉后，冷水即饮，火热寒湿，幸未入心而走肺脾，发为黄疸。溲赤便利，尚难即愈。

炒豆卷　蔻砂仁　莱菔子　南楂炭
炒泽泻　干葛花　大连翘　炒车前
花槟榔　炒茵陈　赤小豆　鸡距子[1]
赤猪苓

陆　胃气痛止，其湿热不清，外窜经络，面目发黄，脉软弦，苔干糙晕灰。胃热极盛，清化治之。

① 鸡距子：枳椇子。

鲜川斗[1]　赤小豆　蔻砂仁　炒茵陈

姜半夏　赖园红[2]　炙干姜　冬瓜皮

生苡仁　白茯苓　干葛花　鸡距子

二诊：湿热气痛经久，痛止发黄，脉右弦软，以原意再变一法。

细川斛　赤白苓　生木香　干葛花

赤小豆　炒茵陈　淡白附　鸡距子

大连翘　青陈皮　蔻砂仁

张　往来寒热，一日数回，已逾二旬，止后肌渐发黄，溲赤，黄垢行，色不正，旦食不能暮食，中脘似有胀象，进境成中满之症。脉细，苔湿白厚布。病根已萌，不可忽略。

川厚朴　姜半夏　炒泽泻　连翘壳

青防风　炒陈皮　白苡仁　川麻黄

大杏仁　荆芥穗　赤猪苓　川桂枝

二诊：进表里两解，汗下皆有垢行，色黑，肤黄不减。气阴伤，湿热留恋，邪实正虚，最难著手，不易见效，须防中满。

淡白附　川黄柏　茯猪苓　野赤豆皮

青防风　山栀皮　炒泽泻　酒炒茵陈

---

① 鲜川斗：川石斛。

② 赖园红：化橘红，以化州赖园橘红为最佳。

荆芥头　　台白术　　炒陈皮　　薄官桂

鱼　热郁湿遏，兼劳乏过度，肤目发黄，吐痰近少，胃呆不思食，苔花糙，脉濡滑。湿痰未清，痹阻气机，气机失利，治宜宣化，以冀灵通。

块滑石　　香橘白　　半夏曲　　连壳蔻
川厚朴　　越鞠丸　　广藿梗　　檀香屑
赤猪苓　　佩兰梗　　炒茵陈　　玫瑰花

姚　去蜡得气，痛甚则呕，剧则厥，绵延至今不断，肤色黄，目白黄，苔粗白，脉弦不利。络伤，最防中满。

旋覆花　　片姜黄　　广郁金　　大白芍老桂木同炒
煅瓦楞　　金铃皮　　真猩绛[①]　　左金丸吴萸
失笑散　　延胡索　　丝瓜络　　九香虫炙去翅足

二诊：冬时气痛绵延至今，投以通络，似见小效，弦脉稍衰，肤目仍黄，苔尚白。阴浊之气布满于上，已在夏令，防成中满。

---

① 真猩绛：新绛，最早见于《金匮要略》，《本草纲目》未载此药，至有清一代，江南医家喜用此药，至今日，因其原生药物有争议，《药典》不复记载。陈藏器《本草拾遗》认为是绯帛，即将已染成大红色丝织品的大红帽帏作新绛使用。今有郑金生撰文：经考古专家对汉代丝织物的化学分析，其染料中有茜草素和靛兰，则“新绛”当指茜草初染，尚未经洗涤使用之丝织物。亦有认为系藏红花所染。秦伯未《谦斋医学讲稿》则认为“系用猩猩血染成的帽纬”。

炒延胡　　陈佛手　　带皮苓　　大白芍桂木同炒
青陈皮　　炒金铃　　绵茵陈　　瓦楞壳沉香煎汁拌煅
原红花　　丝瓜络　　旋覆花

赵　阳气弱，阴精亦亏，而具湿热体，一过湿热时，外内响应，阳气受困。今发热止，中机稍灵，湿热邪外达为黄，脉濡数。宜变法以治。

鲜首乌　　白苡仁　　肥知母　　茯猪苓
细川斗　　赤小豆　　车前子　　福泽泻
益元散　　白通草　　生栀皮　　炙竹茹

程　六七年右季胁扛起一条连及后背，一痛则满身发黄，通体作痒，如虫行，目白黄，溲亦黄。中西医皆曰黄疸，误矣。失治至今，正元已伤，治恐少验。

真川椒　　大白芍　　片姜黄　　野赤豆衣
车前子　　乌梅肉　　淡干姜　　连皮苓
老桂木　　青陈皮　　江枳壳　　台参须
台白术

改方：加豨莶草。

中　风

吴　食面一碗，旋即痰中，神昏鼾声遗尿，右手足不能活动，血脉机停，频频呕吠，苔不能视，脉得软弦数。症属类中，已经危险，有脱闭不治。

陈胆星　淡竹茹　青龙齿　鲜竹沥搗入姜汁

法半夏　左牡蛎　大麦芽　石决明

化橘红　苏合香丸一粒研末，药汁调送

二诊：痰食类中，神昏无知，鼾声遗尿，右半偏废，败象毕呈。幸非全虚，故投以开窍药，服仅十分之二即醒矣，醒则手足即能灵动，惟常常起坐，舌机仍少便利，知觉虽有，尚半蒙半清，苔不厚糙，脉不弦硬，还可想法，急平风火兼涤痰热。

羚羊尖　细川斛　辰茯神　广郁金

青龙齿　辰灯芯　陈胆星　鲜竹沥搗入姜汁

紫蛤壳　左牡蛎　石决明　紫贝齿

珍珠母

三诊：中风已开，醒而有知觉，但肝家风火未平静，仍时欲起坐，痰热未化去，尚见半蒙，舌强，大便未行，新滞未有出路，苔厚糙，脉弦数按软。气阴不足，设或留恋，诚恐反复不妥。

天竺黄　紫贝齿　全瓜蒌　石决明
竹沥达痰丸　陈胆星　白金丸　干菖蒲
辰神赤苓　广郁金　生枳实　法半夏
化橘红　鲜竹沥捣入姜汁

卞　左脉弦，右脉滑，痰火化风偏中，左半身不遂，痰多不爽吐，时时呵欠，阴阳互相牵引，失和之兆，小溲频数不快，不知饥，苔白滑。中于血脉，一时不易作用，还防暴变痰升。

风化硝　化橘红　法半夏　竹沥达痰丸
赤白苓　煨天麻　陈胆星　炒蒌仁
石决明　大白芍　炒当归　鲜竹沥捣入姜汁
竹节白附

二诊：类中血脉，左半手足瘫痪，不能活动转侧，左脉弦硬。风阳未平静，肠垢续行不稀，喉痰响应不闻，苔边略化薄，中心仍厚糙，不思食，不知饮，湿痰内留未净也。难商大补气血。

嫩桂枝　煨天麻　制半夏　鲜竹沥姜汁和冲
陈胆星　大白芍　嫩桑枝　化橘红
茯神苓　石决明　纹秦艽　料豆衣

李　类中夹痰滞而来，已经荡涤，得肠垢二次，内热减，寐安能食，但觉瘖倦而手足依旧不能指挥，右半偏枯。本属气虚，脉左软弦右细，中气大伤，当培土以治脾。

台人参　　茯神苓　　野於术　　料扁豆衣
青木香　　陈胆星　　炒陈皮　　大白芍
煅石决　　宋半夏　　车前子　　炙甘草

钱　类中，左手足瘫痪不能活动，脉左寸弦关尺弦滑。本元下亏，痰火上扰，虚而不能补，势必纠缠。天热难支。

杭白芍　　紫贝齿　　生蛤壳　　青龙齿
女贞子　　代赭石　　细川斛　　左牡蛎
马料豆　　石决明　　辰神苓　　陈胆星

张　前日上唇卒然扯斜，致流涎不收，左眼紧小，切脉左细弱右濡弦。本元亏弱，痰火内生，最防骤然仆倒即险。

陈胆星　　青木香　　白茯苓　　左牡蛎
台参须　　煨天麻　　制半夏　　紫米勾[①]
炙甘草　　炒陈皮　　白蒺藜　　台白术

沈　肝阳痰火类中，夜睡晨起大小便，忽然晕仆[②]在

① 紫米勾：钩藤。
② 仆：向前跌倒。

地，扶起不能活动，发言舌强，脉左弦劲，右细，苔白舌劫津。平素大便不结，本元不足，出汗则不可收拾，须防。

石决明　辰神苓　丝瓜络　霍石斛

青龙齿　川贝母　制半夏　料扁豆衣

淡竹茹　大白芍　广郁金　左牡蛎

二诊：痰火类中，神倦不昏，左手足半身不遂，平昔大便稀溏，今仍下，幸汗未出，还不致脱，但苔白少华，左脉弦劲无数硬，关于气血两虚不能即动，恐在虚门变幻。

土炒洋参　左牡蛎　辰神苓　竹半夏

广郁金　竹节白附　青龙齿　陈胆星

料扁豆衣　囫囵白芍　紫蛤壳　川贝母

台白术

三诊：痰火类中夹虚，左半身不遂，于昨午日盛时略有汗，服洋参汤半匙自觉饱满，此刻虽能目开接谈，第脉尚弦，风阳未平，戢津回而正虚不能进补，势必淹缠不支。

青龙齿　大白芍　杭菊花　竹半夏

左牡蛎　石决明　陈胆星　料扁豆衣

紫贝齿　化橘红　广郁金　辰神苓

四诊：痰火化风类中，左半身手足不遂，偏枯不能活动，投药稍效，第平昔大便素溏，本元不足，昨日汗虽未出而神志仍难，终日清楚，加之常欲起坐，显系风阳未平，故左脉仍弦劲，骨节痛，风阳流窜使然。苔滑益见，内客亏耗，所虑大节将屈，变幻须防。

羚羊尖　左牡蛎　陈胆星　鲜竹沥姜汁和冲

霍石斗　广郁金　青龙齿　生蛤壳

辰神苓　紫贝齿　石决明　竹半夏

李　曾中血脉，半身不动，今受邪酿痰夹火，舌光强作咳，气逆痰多，先涤痰，继化邪，今夹火发言渐见清明，呛逆稍止，胃稍苏，脉左弦数、右坚劲，浊苔化少，气阴不足，大伏时，宜防变幻。

南沙参　代赭石　左牡蛎　川贝母

赖园红　肥玉竹　杜苏子　冬瓜子

光杏仁　广郁金　海蛤粉　旋覆花

竹半夏　鲜首乌　雪羹汤[1]煎

钱　气虚痰火类中，其阴亦弱，自去年至今，眠食皆失常度，脉得弦数，苔湿糙厚，尚非资助气血之时。

陈胆星　生枳实　炙竹茹　制半夏秫米同炒

夜交藤　夜合花　鸡内金　净远志甘草仝炒

茯神苓　化橘红　西砂仁　香谷芽檀香同炒

① 雪羹汤：方名。出《绛雪园古方选注》，由海蜇、荸荠组成。

内　风

蔡　营血素亏，阳升化风，招引外风，右目口牵急歪斜，经针灸，本愈亏，昨起动忽然眩晕，冷汗肢麻，苔糙脉细，熄风潜阳以治。

石决明　白蒺藜　左牡蛎　丝瓜络
马料豆　青龙齿　明天麻　大白芍
嫩勾勾①　宣木瓜　炒滁菊　生谷芽

二诊：肝阳化风，口目㖞斜，经刺头眩晕，实风则可，此属内风偏于虚，静养调摄可愈。

原方加归身。

徐　营血亏弱，阴虚乃生内热，血亏必然，火旺阳升，变化内风，头昏欲仆，舌尖剥红，脉弦。养血潜阳治之。

白归身　青龙齿　辰茯神　滁菊花
鸡子黄　大白芍　左牡蛎　嫩勾勾
霍石斛　马料豆　石决明　女贞子
陈阿胶

---

① 嫩勾勾：钩藤。

徐　营阴亏弱，血亏必然，火旺阴虚，乃生内热，阳升化风，头常昏眩，舌尖剥红，余亦少苔。脉弦，养血潜阳，其风自熄。

粉当归　霍石斛　中生地　左牡蛎
嫩勾勾　大白芍　滁菊花　石决明
辰茯神　马料豆　女贞子　青龙齿
珍珠母

朱　头旋目花，几欲晕仆，血虚化风，气滞为痛，设不即愈，防成类中。

归身炭　细川斛　左牡蛎　青木香
炒白芍　煅瓦楞　炒池菊[①]　石决明
料豆衣　便香附

查　目花头眩已作多日，脉弦甚，木阳上亢化风，治须潜镇。

青龙齿　紫贝齿　穞豆衣　白蒺藜
左牡蛎　代赭石　大白芍　池菊花
石决明　嫩勾勾

陶　舌光红脉左弦劲，虽大风波已过，而语言呆钝，昼夜不成寐，已经多时，酒体湿痰内蓄，痰化风

① 池菊：安徽滁州定远县池河一带所产菊花。

为病，实邪方面不能为颠为狂，正虚不能支持，此最可虑。

鸡子黄　青龙齿　孩儿参　老港濂珠粉
珍珠母　石决明　左牡蛎　辰灯芯
抱木辰神　川贝母　黛蛤粉　夜交藤
大白芍

二诊：再诊光红舌已生胃气，薄白苔，弦劲脉亦已软和，多时不成寐，昨夜能睡一刻，既有消息，不患其内风痰火为害矣。再进一步。

陈阿胶　左牡蛎　辰灯芯　辰茯神
真珠粉　料豆衣　鸡子黄　石决明
青龙齿　夜合花　孩儿参　大白芍甘草同打
珍珠母

三诊：昨日苔已薄白，尚未脱落，尖心剥红，弦劲脉安静，后无变动，多时不寐，前夜与昨宵能睡片刻，惟接谈时还不清楚，询之平时饮酒中伤，三年内一日便稀数次，今春下血半桶，血气伤耗殊甚，不能迅速即愈。

鸡子黄　大青龙齿　粉甘草　陈阿胶
大白芍　左牡蛎　夜交藤　珍珠母
炒枣仁　辰茯神　孩儿参　辰灯芯

四诊：薄白胃气苔即生，今舌心亦满，知觉言语渐入范围，纳谷稍加，但寐还不能沉酣。良由去血太多，心肝脾三脏大伤，痰火风得以用事，脉极稳，正回想前途，然而险矣。不有斯药，不能治斯病。

鸡子黄　炒归身　珍珠母　香谷芽
生熟龙齿　辰灯芯　炒白芍　孩儿参
陈阿胶　生熟牡蛎　辰茯神　夜交藤
炒枣仁　净远志甘草水炒

五诊：苔生不脱，脉静不燥，气阴有来复之象，是以神呆渐慧，语言已准，夜间可寐，尚少沉酣，纳已旺矣。第三血脏受大伤，一切杂事不能干预，未恢复本元故也。如不谨慎，反复极易。

甘枣杞　炒归身　辰茯神　香谷芽
净远志　青龙齿　夜交藤　炒洋参
辰灯芯　珍珠母　左牡蛎　炒枣仁
陈阿胶　炒白芍

六诊：养血生津，潜阳安神尚难任，忧谷神亦旺，寐还少酣，力气尚无，苔已生薄白，脉左部稍弦，阴血伤极，阳气亦弱，培补阴阳是为正治。

台参须　甘枸杞　野於术　夜交藤
炒归身　炒洋参　青龙齿　净远志甘草同炒
陈阿胶　香谷芽　大白芍　左牡蛎
辰神苓　炒枣仁　珍珠母

七诊：补养气血，阴阳得助，并无格拒，留弊已属不见，抑且饮食多于平时，不患其不复，所以渐能行动，已觉极速，不然即属瘫痪痿废一途。今无忧矣，然须格外保养，不生枝节为善。

台参须　　孩儿参　　青龙齿　　野於术
香谷芽　　炙绵芪　　龙眼肉　　左牡蛎
炒白芍　　陈阿胶　　夜交藤　　净远志甘草同炒
茯神苓　　粉归身　　甘枸杞枣仁同炒

吴　头昏眩，目花耳鸣，起动则天旋地转，风阳上亢故也。脉弦带滑，夹痰须兼治。

石决明　　嫩勾勾　　左牡蛎　　潼白蒺藜
池菊花　　代赭石　　紫贝齿　　干荷叶边
料豆衣　　明天麻　　陈胆星　　竹沥半夏

陈　头眩兼微痛，目花，甚则呕食，有浓痰吐出，渐觉减轻，方书谓无痰不作眩，信然。

姜半夏　　白茯苓　　生枳实　　炙新会
煨天麻　　炒川贝　　白蒺藜　　姜竹茹
陈胆星　　生蛤壳　　嫩勾勾

杨　正月昏晕，耳鸣头眩，甚至口噤欲仆，脉细弦。症因七情忧闷，气郁发生，金不制木，肝气木火郁勃升越，标本之症，不易即除。

池菊花　　代赭石　　归身炭　　干首乌磁石同打
大白芍　　煨天麻　　马料豆　　潼白蒺藜
煅石决　　柴胡炭

二诊：眩晕欲仆，下虚上实，风阳亢逆为患也。

熟地炭　代赭石　左牡蛎　干首乌磁石同打
马料豆　炒归身　炒白芍　潼白蒺藜
池菊炭　青龙齿　石决明　麦谷芽
煨天麻

三诊：眩晕渐愈，无如下虚已极，复元不易。

青龙齿　怀山药　炒丹皮　熟地炭磁石仝打
左牡蛎　粉归身　福泽泻　龟甲心酥炙
山萸肉　大白芍　辰神苓　干首乌料豆同打

虚 劳

周 秋间啖蟹过多，又食羊肉，遂成三疟，且兼咳嗽，至今两皆不止，形渐瘦，音渐哑，所赖者饮食如常，然兼呕，胃亦病矣。在夏令口腹再不谨慎，脾土一伤即难支持而成损。

炙鳖甲　　旋覆花　　炙芪皮　　酒炒当归
银柴胡　　漂半夏　　京川贝　　酒炒知母
代赭石　　青陈皮　　白茯苓　　酒炒青蒿

吴 二九之年，地道未通，二年前受雨淋入骨癖胀，往来寒热，出汗腹痛，肉削尽，脉细弦，苔白腐，劳瘵已成，药难挽救矣。

炙芪皮　　炙鳖甲　　大白芍　　淮小麦
炒白术　　上桂片　　炙甘草　　饴糖
生姜　　红枣　　谷芽煎汤代水

二诊：干血劳瘵已成，骨瘦如柴，往来寒热，癖胀腹痛，出汗，脉细弦，白腐苔转糙，饭气变臭，谷神倒矣。阴阳皆亏，建中汤已有格拒之象，正在夏令，迟矣晚矣。或觅得神水金丹可救。

炙鳖甲　上桂片　炙甘草　红枣
大白芍　乌贼骨　炒芦茹　谷芽煎汤代水

顾　冬令作咳，冬至节见红，旋失音，纳减力乏，夏至又见血，痨症已露一斑，幸而脉弦不数，木火刑金，尚非肺家本病，或可设法，惟在火令，吃紧时也。

代赭石　川贝母　冬虫夏草　毛燕窝
旋覆花　野百合　叭哒杏仁[①]　炙紫菀
海蛤散　炙冬花　鲜竹二青

钱　秋令至今，往来寒热，有汗心宕，耳鸣失寐，少食头昏，面赤，舌红裂苔无，脉软弦。肝阴伤，肝阳旺，容易成劳，近时大便不结，尤属重要。

青龙齿　北沙参　霍石斛　穞扁豆衣
左牡蛎　炙甘草　二泉胶[②]　生谷芽
茯神苓　大白芍　夜交藤　珍珠母

沈　阴血固然大亏，阳气今亦塌弱，舌光无华，根苔花浮，谷食进少，交日出时最不舒服，左脉微弱无神力，肝气胀，虚不受补，有成熟忧。

归身炭　炒枣仁　青龙齿　带心麦冬

---

① 叭哒杏仁：巴旦杏仁。
② 二泉胶：无锡二泉水熬制的阿胶。

大白芍　　马料豆　　左牡蛎　　交趾桂[1]饭丸另下
炒川贝　　生谷芽　　霍石斛

杨　培土以生金，扼中以养正，弦数脉遂见平静，咳或盛或衰，三夜不寐，饮食酌中，惟大便仍不能结，此最吃紧，必得正复则各恙自宁。

野百合　　霍石斛　　野於术　　西党参
炒谷芽　　炙冬花　　炒扁豆　　炒山药
煅牡蛎　　炒淮麦　　大白芍　　真南枣
辰神苓　　炙甘草　　青龙齿

冯　阴阳两大虚极，久咳，又见便溏，上中下肺脾肾皆有虚陷之象，又发为肿，口现糜点，脉细弦而大无神力，舌胖苔浮白。浊阴上泛，口干，真精内竭，立夏火令将届，所虑本元抵抗力不支。

西党参　　炙甘草　　炒陈皮　　香谷芽
带皮苓　　野百合　　真南枣　　炒淮麦
野於术　　炙冬花　　煅牡蛎　　炒扁豆
台人参二分、关血麋茸二分，同研细，饭丸另送。

沈　去春时痘发多，气血大伤，初夏河内淴浴，寒湿之气乘虚内伤脾肾，外则寒热往来，内则大腹胀坚，

---

① 交趾桂：肉桂。以越南产"交趾桂"为最佳，奉为道地药材。

兼下痢，脉细苔白。温和脾肾。

炮姜炭　　炙甘草　　炒白术　　大白芍川桂枝同炒

大腹皮　　带皮苓　　冬瓜皮　　广木香

炙鸡金　　青陈皮　　生姜　　红枣

二诊：时瘟后空虚，冷浴，寒湿之气入骨，遂往来寒热，血气弱也。腹膨下痢，脾肾伤也。形瘦骨立，生气坏矣。温和营卫，又动其火，鼻衄大流，万无滋阴以伤其脾阳，所以无药可治。天热不支而变。

怀山药　　白术炭　　炙甘草　　熟地炭白附同打

带皮苓　　焦柏炭　　炒泽泻　　山萸肉盐水炒

白茅花　　大腹皮

殷　约四五载宿咳，于初春咳剧，入夏，见红气促，头汗耳聋，吐出极臭，色红黑不一，脉得极细极微，痨瘵之象恐难图治。

活磁石　　净白及　　炙紫菀　　生地炭白附同打

黛蛤散　　大坎炁[1]　　紫白石英　　粉归身秋石水炒

大麦冬　　二泉胶

二诊：四五载咳见血，非紫即黑，脉微细，且所吐者已臭。投温养血气，谷神略苏，黑色已无，血减少，有痰尚紫，脉稍振作，舌略华。再以原意小其制。

活磁石　　沉香末　　大坎炁　　紫白石英

---

① 坎炁：健康人的婴儿脐带。

鲜藕片　　大麦冬　　淡竹茹　　归身炭
二泉胶　　冬瓜仁　　生麦芽　　生地炭白附同打
海蛤散

俞　血止咳不止，伤及气分，发为气喘，半月前下痢，脾土有倾颓之象，脉弦数，舌干少津，苔薄白粗糙。痨瘵，今交春分大节，未可言易。

台参须　　白茯苓　　活磁石　　紫白石英
蛤蚧尾　　煅牡蛎　　淮小麦　　川黄柏甘草同炒
野於术　　黛蛤散　　冬瓜仁

张　切脉右部虚弦，左部至数不清，尺部无根，沉部亦无根。精气神阴阳亏极大过矣。是以咳也血也汗也喘也吐也泻也肿也，不食又不寐，虚证风生，本虚投补则恐虚而拒补之弊。若舍本而治见症，则如人家之空匮徒事表面粉饰，则必一塌不可收拾也。如何如何。

台参须　　乌梅肉　　淡干姜　　旋覆花
淡白附　　开口椒　　五味子　　代赭石
带皮苓　　大坎炁　　香谷芽煎汤代水

李　虚阳升越一载，夜不能寐，嘈不能食，且兼中脘气痛，脉细微缓而常止歇，左半舌已剥，色红，营阴大伤，虚损昭著，药恐难治。

败龟板　　女贞子　　孩儿参　　中生地西砂仁同炒

夜交藤　　二泉胶　　炒枣仁　　生谷芽煎汤代水
粉归身　　青龙齿　　马料豆　　大白芍粉甘草同打
辰茯神

钱　纳谷已旺，惟极虚体枝节易生，今见症腰酸足软，头眩耳鸣，只有阳升，并无风寒，气尚流通，正如兵家偷渡之时机会，不可失也。

西洋参　　归身炭　　霍石斛　　带心麦冬
马料豆　　辰茯神　　香橘白　　大白芍甘草同打
香谷芽　　生川仲　　炒竹茹　　二泉胶牡蛎粉炒

姚　久咳喑哑，痰吐白沫，喉道垂痛，两颊绯红，两脉弦数。阴虚火旺，内热蒸灼，一水不能胜二火，入劳见象也。

南沙参　　川贝母　　代赭石　　冬虫夏草
女贞子　　黛蛤散　　宋半夏　　淡竹茹
乌元参　　甜杏仁　　毛燕窝

吐　血

叶　去秋病后，痰血或丝或块，右胁痛移左胁，起先病由气及血，根于遗泄，水不生木，木邪侮中，养阴活血，胃又呆矣。在养阴治血极准，第于时令不宜为医者，亦不能舍时不讲。

旋覆花　代赭石　酒炒归须　广郁金
茜草炭　真猩绛　淡竹茹　连须谷芽
带子丝瓜络　橘络白　藕节炭　糯稻根须
盐水炒苏子

殷　新得血恙，自春至夏已经四回，近又举发加甚，且兼气逆，多日不止，其形浓，其色殷，此下焦之血被肝肾阴火逼升而出，然气为血帅，血随气行，亦必气不顺而血不止，是故欲治其血，必降其气，欲降其气，必充其阴，阴充则火自敛，气降则血自止耳。

磨沉香　青龙齿　旱莲炭　生地炭浮石粉同打
荷叶汁　活磁石　淡秋石　磨郁金
元精石　鲜藕汁　左牡蛎　生蛤壳
女贞子　代赭石　熟童便

二诊：一剂气平，再剂血止，究竟阴伤不耐劳乏，故又忽呛咳，因呛咳而气又逆，因气逆而血又见矣。左脉弦，阴火未戢，恐血有大溢之虞。亟宜静默，勿多言勿多动。

石决明　活磁石　茜草炭　丹皮炭秋石水拌炒

旋覆花　淡竹茹　黛蛤散　甜杏仁秋石水炒

代赭石　京川贝　磨沉香　紫白石英

徐　素有血恙，每年举发，一决数碗，停数日又来，且经水绵绵不断，兼咳，幸纳不减，脉不数而软。此非血热可清，宜益血补气。

炙绵芪　白茯苓　炙甘草　粉归身炮姜炭同炒

艾绒炭　血余炭　藕节炭　二泉胶蒲黄炭同炒

炒白术　大白芍　女贞子　旱莲炭

陈　血恙今年第二次举发，一吐盈碗，合目即惊惕，火盛故也。右脉数，胃热亦重，交相内讧，血得热则上沸，不急降平，有血晕之险。

乌犀尖　湖丹皮　沉香汁　茜草炭

鲜生地　石决明　青龙齿　童便

赤芍药　黛蛤散　左牡蛎　藕汁

邵　本有血恙，今先咳，右胁痛，血又见，一日多次，已去不少，阳络受伤，怕其大溢。

鲜生地　　旋覆花　　黛蛤散　　茜草炭
西赤芍　　代赭石　　鲜沙参　　茅根露
湖丹皮　　桃杏仁　　山栀炭

张　自经调治后，肿胀退，泄泻定，久咳亦大好，饮食亦极旺，睡眠更酣熟。今晨忽又举发血恙，色鲜形稀，是上焦之血受下焦之火逼伤而出，其在时热稍受，略烦劳而小动心，故务须静养，否则留恋血暴升矣。

女贞子　　远志炭　　黛蛤散　　淡天冬去心辰拌
旱莲炭　　白茯神　　毛燕窝　　淡竹茹
野百合　　血余炭　　白莲肉　　藕节炭

钱　多年咳嗽，忽于昨日见红，老年血液宝贵，无怪心宕，多咳伤气，必见喘促，大小便多，亦气虚失固也。中心如焚，阴伤火旺所致，脉弦数。际此火令，最怕大溢。

生洋参　　川贝母　　茯神苓　　紫白石英
原金斛　　白扁豆　　磁朱丸　　桑螵蛸
毛燕窝　　缩泉丸　　宋半夏　　盐水陈皮

陈　吐血不咳，自觉从左胁而来，确系阳升，随气火而出，脉弦，数日不止，须防大溢。宜静养少动。

旋覆花　　丹皮炭　　猩绛炭　　紫蛤壳青黛同打
石决明　　淡竹茹　　鲜茅根　　紫白石英

代赭石　旱莲炭　茜草炭　川广郁金

二诊：血止微有咳，苔白糙有痰热在中，脉左部还弦，木火未戢，恐又复来，必须静默，冀其火潜水中。

煅代赭　紫蛤壳　左牡蛎　甜白杏仁

金沸草　淡竹茹　炒丹皮　炙橘红

茯神苓　毛燕窝　川贝母

陈　正元虚弱，劳伤，极易感邪，亦易血又举发，一伤再伤，复元更不易易[①]。

二至丸　干藕节　石决明　生地炭浮石同打

丹皮炭　生龙齿　炙玉竹　归身炭秋石水炒

炒丹参　左牡蛎　马料豆　杭菊炭

黄　咳血吐去盈碗，两胁痛，右甚，脉数，内热极重，苔花糙，舌绛。劳力过甚而来，尚有瘀血在内，须防大溢。

十灰丸　原红花　干荷叶　紫蛤壳青黛同打

紫降香　海浮石　香橘络　湖丹皮秋石水炒

当归须　桃杏仁　旋覆花　广郁金

丝瓜络

邵　血恙新起，春令至今三次，渐多，兼气逆，血

---

① 易易：简易，容易。

随气上，一时有涌溢之险，不可小视。

青龙齿　　紫蛤壳　　元精石　　荷叶汁
左牡蛎　　生贝齿　　粉甘草　　丹皮炭酒炒
桃仁泥　　石决明　　海浮石　　川连酒炒
秋石研冲

胡　血症一年未发，前日忽又见，虽不多，然形寒，中脘烧热，脉右关数甚，阳明热重，非石膏不除。

玉泉散　　旋覆花　　黛蛤粉　　竹半夏
代赭石　　淡竹茹　　枇杷叶　　肥知母
广郁金　　鲜芦根　　甜杏仁　　薄橘红

二诊：阳明血热，白虎投治，形寒已止，烧热亦退，血净矣。数脉已平，苔糙黄，胃热尚盛，甘寒治中。

玉泉散　　海蛤散　　黛灯芯　　盐水知母
细川斗　　代赭石　　广郁金　　甜白杏仁
淡竹茹　　旋覆花　　茅芦根　　盐水橘红

张　咳而吐血，一去盈碗，络痛脘胀，防大决。

蜜诃子　　山栀炭　　黛蛤粉　　淡竹茹
海浮石　　炒丹皮　　丝瓜络　　象贝母
瓜蒌仁　　大杏仁　　煅瓦楞　　广郁金

余　足部先现瘴毒，旋腹生胀，上及于脘，猝然喑哑，又复生咳，并吐血，且下痔血，舌红苔花糙少，脉软弦。阴不足，湿热夹火蔓延三焦，下伤极上，防血再溢。

南沙参　丹皮炭　原金斗　紫蛤壳青黛同打

旋覆花　大腹皮　代赭石　乌元参秋石水炒

细生地盐水炒

二诊：足痺腹脘胀，服药已退，失音亦亮，惟咳久血又见，此肾本肺标之病，最为难治，仍宜养阴以熄其火，化痰以平其咳。然尤须淡泊滋味，静养身心，则服药庶有济乎。

诃子　山栀　瓜蒌　旋覆花

杏仁　生地　旱莲　紫蛤壳青黛同打

京元参　大麦冬　浮石　女贞

代赭石　丹皮炭　原金斗

肿　胀

屈　大腹膨胀，根因多年，今岁更形其肿，抑且大便常溏，饮食减少，腹内或躁动或烦躁，腰酸头昏。肝脾肾三脏见症深矣。单腹臌胀极凶难治。

炒白术　　煅牡蛎　　毕澄茄　　金匮肾气丸

连皮苓　　沉香汁　　西砂仁　　穞扁豆衣

青陈皮　　大腹皮　　土炒泽泻

另香谷芽、冬瓜皮，煎汤代水。

二诊：多年腹胀，木乘土，单腹重症，大便不结，体肥气虚多湿，补燥两难。木阳养阴，又不合宜，脉弦软，肝脾肾三脏见象，症深，治效不易。

淡白附　　大腹皮　　香橼皮　　西砂仁

炒白术　　煅牡蛎　　车前子　　毕澄茄

连皮苓　　青陈皮　　冬瓜皮　　香谷芽

俞　百余日昼夜寒热，饮食尚可，未忌口致足肿腹胀，自汗淋漓，不干，脉虚大，苔湿糙。正虚湿热，邪恋，恐其通身皆肿。

川朴花　　半夏曲　　冬瓜皮　　大白芍桂枝仝炒

大腹皮　青陈皮　炒泽泻　赤猪苓连皮
左牡蛎　砂仁壳　炒淮麦

许　去冬咳嗽，干呛无痰，肺伤气不肃降，发为肿，胸腹已胀，渴而小便不利，五苓以开太阳，降气以肃太阴。

薄官桂　台白术　川厚朴　制半夏
炒苏子　川麻黄　炒泽泻　冬瓜子皮
粉前胡　炒陈皮　水姜皮　茯猪苓连皮

缪　先肿后咳，肿则延及遍身，咳则喉间锁住，气逆头昏，脉左弦。外风内火并有湿热，肺脾为病，忌口为先。

川麻黄　茯苓皮　杜苏子　酒炒桑皮
旋覆花　苦杏仁　荆芥头　冬瓜子皮
大腹皮　象贝母　粉前胡　酒炒泽泻

徐　下利两月，腹疼，中气受伤，依疟邪内陷而成，已经发肿，仍治其本。

四神丸　大腹皮　南楂炭　补中益气丸
带皮苓　炙甘草　灶心土　煨姜枣

方　脉弦数，阴不足，湿热内袭，两足浮肿无力，面亦肿，食入腹痛，气弱木旺，苔糙。和气血以去湿热。

川桂枝　五加皮　大川芎　三妙丸
大白芍　汉防己　丝瓜络　炒泽泻
粉当归　茯苓皮　陈松节　桑寄生

周　旬余饮食作胀，大便稀溏，一日多次，脾土一伤，大腹已经胀硬攻痛，则肝气贼邪壅滞克脾，面部亦稍浮肿，脉沉细弦。肝脾已兼肾脏，所虑水溢通身暴肿。

薄官桂　大腹皮　沉香曲　连皮白术
带皮苓　水姜衣　车前子　土炒泽泻
木猪苓　香橼皮　扁豆衣　青陈皮

桑　气郁木不调达侮中，遂成中满，心口高大，腹胀，面部微肿，脉弦。已入夏令，土受湿邪困顿，时木乘土，且必成单腹臌胀。

大腹皮　冬瓜皮　水姜衣　盐水香附
连皮苓　老苏梗　广郁金　西砂仁
香橼皮　生木香　青陈皮

孙　便血经年加肿，全体皆然，又上咳呕，下泄血，谷神脉软弦，舌白无华。正大旺时，有侮中土败之险。

炒扁豆　连皮术　代赭石　归身炭
伏龙肝　大腹皮　炒山药　煅牡蛎
炒泽泻　冬瓜子皮　带皮苓　炙甘草

广陈皮　　大白芍桂片同炒

彭　前年咳，去年肿，已经开刀，退后复肿，屡发至今，谷食减，气已促逆，小溲尚无，服泻药何异饮鸩止渴。

炒泽泻　　活磁石　　薄官桂　　茯猪苓连皮

新银杏　　杜苏子　　牛膝炭　　大腹皮

炒车前　　大杏仁　　磨沉香　　冬瓜皮

连皮术

金匮肾气丸加芪皮、山泥，治肿胀良效。

积　聚

唐　脉弦肝脾之积聚已经七载，去年便稀，至今不结，日日作痛，且呕，胃亦受克，夜膳不能，尝夜半不能寐。病根已深，一时难验。

上肉桂　炙甘草　菟丝饼　淡吴萸金铃子同炒
大白芍　带皮苓　煨红枣　补骨脂盐水炒
五味子　淡白附　淡干姜　西党参西砂仁同炒
麦谷芽檀香屑同炒　台白术江枳壳同炒

范　宿癖作痛，呕恶，食则胀，呑酸，脉细弦。肝木犯胃，气失流通，背形寒，疏肝理气以降胃，兼化湿热。

川朴花　煅瓦楞　新佛手　大麦芽玫瑰花同炒
橘青皮　生枳壳　香橼皮　左金丸加吴萸
制半夏　老苏梗　沉香曲　熟香附

黄　疟百日，左胁成母，善食而瘦，谓之食，亦系肝脾失和，气化失司，所以左边舌苔厚黄，脉软，和其肝脾。

川桂枝　　生鸡金　　带皮苓　　鳖甲煎丸

大白芍　　大腹皮　　南楂炭　　香橼皮

煅瓦楞　　沉香曲　　资生丸　　麦谷芽

秦　中脘有癖，略偏右半，大如覆盆，起于便血后，肝脾血脏受伤，金不制木，木乘土，有中满之忧。

上桂片　　淡吴萸　　桃仁泥　　丝瓜络乳香同炒

大白芍　　归身炭　　大川芎　　台白术枳壳同炒

酒炒延胡　带子腹绒　醋煅瓦楞　木香

徐　泻久下血鳖，转痢下白冻，腹痛苔糙。湿热未清，正元已伤，留恋必矣。

使君子　　大白芍　　南楂炭　　参苓白术丸

大腹绒　　沉香曲　　车前子　　地枯萝

粉甘草

二诊：久泻下鳖成痢，治脾又转为泻，甚至完谷不化，脾肾之真阳大伤矣，必须忌口，或可即愈。

二神丸　　生鸡金　　资生丸　　生熟谷芽

干荷蒂　　大腹绒　　南楂炭　　炒陈皮

四君子丸　炒扁豆

三诊：泻下血鳖，腹作痛，今泻止矣而痛仍不定。中气受伤，肝脾失和，须培土和气。

老桂木　　大腹绒　　炙甘草　　乌梅炭开口椒同炒

炒扁豆　　大白芍　　炒陈皮　　淡吴萸

土炒白术　炒茯苓

袁　初冬寒热，所食凝聚成块，至今不常攻痛，其作胀痛及腰背，嘈不能食，苔糙厚布，脉细，并作呕。肝胃失和，古稀在望之年，运力薄弱，培运以和肝脾。

淡吴萸　香橼皮　带子腹绒　大白芍肉桂同炒
磨木香　磨枸橘　资生丸　丝瓜络乳香同炒
磨青皮　鸡内金砂仁同炒　麦谷芽檀香同炒

徐　左右少腹宿有气块，因感客邪发为咳，下块受其影响遂胀痛，上升及脘，两脉皆弦，合之湿糙布苔不能全作，肝横夹杂湿热痰火，治当清肃肺家，金清邪化，其块自平。

大杏仁　象川贝　生苡仁　丝瓜络带子
广郁金　南沙参　青陈皮　冬瓜子
制半夏　海蛤散　杜苏子　枇杷叶
香白前　炒竹茹

二诊：肺气失清肃，金不制木，木遂横逆，少腹之块左右攻痛，治肝何能见效，所谓治病必求其本，进清肃，肺家癖安，痛止，即此明验，脉左手渐平，惟呼吸胸口作痛，病仍在肺。

南沙参　代赭石　粉前胡　丝瓜络带子
杜苏子　淡竹茹　香橘络　广郁金
旋覆花　象贝母　冬瓜仁　京川贝

李 两手脉弦，弦属肝，弦主痛，弦脉不退，痛必不定，左少腹隐癖，发动则形长而硬，刚刚一年，于未生癖之前，大便泄，脾土先弱，血气由是凝聚，善食而瘦，即生运之气乘达也。不易即验。

上桂片　炒白术　青陈皮　炙甘草

西砂仁　大白芍　炒党参　生木香

炒茯苓　煨姜枣

脘　痛

邵　脘痛一发月余，不能多食，食则胀，脉软弦，苔白。须用温通。

上桂片　　生谷芽　　新佛手　　制半夏
大白芍　　青陈皮　　南楂炭　　陈香橼
淡吴萸　　西砂仁　　炒延胡　　生木香

陆　五月内脘胀作痛一星期，必生寒热一次，脉软缓无神，舌裂苔薄白。阴阳两亏，营卫失和所致。

炙甘草　　瓦楞壳　　制半夏　　大白芍桂枝同炒
左牡蛎　　炙鳖甲　　醋柴胡　　淡吴萸盐水炒
归身炭　　熟香附　　震灵丹　　姜枣

二诊：初春起今，脘腹痛胀，至一星期，必形寒发热。肝脾胃失和，营卫不调也。

瓦楞壳　　半贝丸　　盐水柴胡　　大白芍桂枝同炒
左金丸　　炙甘草　　醋炙鳖甲　　白归身木香同炒
越鞠丸　　左牡蛎　　生姜　　红枣

三诊：每星期必来寒热一次，脘腹痛胀，迭进温和营卫兼搜邪品，已经见效，原意再进。

逍遥丸　陈佛手　生熟谷芽　大白芍桂枝同炒
熟香附　炙甘草　醋炙鳖甲　姜枣
瓦楞壳　麸枳壳

纪　脘腹痛，干呕，吐白沫，不能饮食，脉沉细，苔花糙厚。厥阴见象，立吴茱萸汤。

吴茱萸　炙甘草　磨橘黎　大白芍桂木同炒
台参须　大红枣　鲜生姜　青木香磨

黄　胃脘气痛，隔阻不能食，脉滞纯，多日不止，频作嗳气，遵古贤久痛非寒援热痛例治。

金铃子　沉香末　炒枳壳　炒赤芍
延胡索　小青皮　老苏梗　广郁金
醋香附　生木香　台乌药　保和丸

曹　舌红如朱，苔花糙，肢厥脉弦数，此即经所谓热深厥亦深。所以中脘绵绵而痛无休，形色变换，下利杂沫，如加寒热即重。

大白芍　南楂炭　大腹绒　制香附
粉甘草　炒木瓜　福泽泻　左金丸
瓦楞壳　大麦芽　生木香

二诊：中脘绵绵而痛，昨夜进柔肝抑木以甘缓中，痛减，今移于右脐旁作疼，势尚缓，但未大便，浮苔脱落，舌鲜红减淡，肢厥回暖，数脉退弦在，防再大痛。

杭白芍　　焦柏炭　　细川斗　　煅瓦楞
粉甘草　　大麦芽　　大红枣　　煅石决
代赭石　　炒木瓜　　乌元参　　山萸肉

梅　胃脘痛，举发三载，作于夏，想见脾阳不足，受湿所困，一味於术得效而愈两载。今则冬令亦发，并加呕色赤黑如瘀，便下干稀互见，色亦然，吐痰有血，脉细苔黄糙布，中有湿热，阴亦不足，不易见效。

炒金铃　　延胡索炒　　失笑散　　桃仁泥
须麦芽　　制香附　　旋覆花　　半夏曲
丝瓜络　　干藕节　　香橘络　　广郁金
当归须

姚　骨小肉瘦，谷少，脉细。先天固然不足，后天亦极薄弱，夫血气生于谷，由虚则诸症蜂生，即气痛绵绵不定，亦属血不养肝，养肝之品，只可施于无病之时，今先去病。

干佛手　　炙甘草　　姜竹茹　　淡干姜川连同炒
醋香附　　开口椒　　生木香　　盐水吴萸
姜半夏　　乌梅炭　　橘青皮

顾　苔湿薄腻，脉微缓，阴气大弱，阳亦不足，见症背脊右旁先刺痛，继脘右亦疼，旋右胁又痛，已十多日，云是外疡，则脉不应，系正弱络虚，痰气走窜所致，或恐见红。

真猩绛　淡竹茹　香橘络　川广郁金
象贝母　旋覆花　白芥子　宋半夏
片姜黄　桑叶络　桃仁泥　青葱管
荷叶络　丝瓜络乳香同炒

周　宿恙肝胃气痛，因食蟹吃阿胶发动，从脘至腹，走攻不定，脉软弦，苔灰黄。中有湿热，平木止痛。

干佛手　大腹绒　粉甘草　左金丸加吴萸
大麦芽　老苏梗　大白芍　粗煅瓦楞
淡竹茹　广郁金　霍石斗　醋炒香附

李　当脐痛，多年不愈，且连及腰亦酸，甚则恶泛清水，气色憔悴，脉左弦右细，苔糙。中有湿热，最难治本。

生川仲　沉香末　川续断　北五味甘草同炙
炒白芍　宋半夏　破故纸　香谷芽檀香同炒
煅磁石　炙橘皮　潼蒺藜　姜竹茹

二诊：多年当脐而痛，连及腰酸，无日不作，甚则呕吐清水。两进温养肝肾，其痛稍缓，但形脱肉削，根本大伤，一时恐难见效。

熟地炭　破故纸　川断肉　上桂心研末饭丸
淡白附　胡桃肉　小茴香　潼蒺藜
川杜仲　炙橘皮　姜竹茹

章 少腹作痛已将两月，甚于夜，剧于黎明，二便如常，眠食不差，舌少苔，脉三部九候均弦。阴虚水不生木，木气失生化通达，所以纠缠不愈。

上桂片　　炙甘草　　生木香　　胡桃肉
大白芍　　黑穞豆　　白茯苓　　补骨脂
山萸肉　　台白术　　淡吴萸　　煨姜枣

噎　膈

谭　望七高年，食物则噎，今春寒热断食十八日，由噎成膈，呋吐酸水，多泛白沫，且咳，舌裂苔白。噎膈已成，津液干枯，四症之一，年老难治。

代赭石　旋覆花　鲜藕汁　淡干姜川连同炒
牛转草　地栗汁　枇杷叶　姜半夏
乌梅炭川椒同炒

沈　不能食，食入即吐，吐出即沫酸气秽。此噎膈之征，脉细弦，木土仇仇[①]不解，仿金匮法调治。

漂半夏　炙干姜　台参须　乌梅炭川椒同炒
白茯苓　赖园红　姜竹茹　开口吴萸盐水炒
川黄连姜汁炒

蒋　春间即旦食不能暮食，食则似嘈似饥，在胁脘间不舒，脉软。中阳弱，木邪横肆，深则膈胀之根。

老桂木　资生丸　炙鸡金　麦谷芽檀香同炒

---

① 仇仇：傲慢的样子，缓持之义。

大白芍　　麸枳壳　　白茯苓　　炙甘草
淡吴萸　　香橼皮　　霞天曲　　白术炭

张　苔根薄糙，脉微软小数，非外感亦非内伤，于春末夏初少食兼呕并泛吐白沫，大便艰难有年。精血枯槁，成膈之象。

粉甘草　　淡干姜蜜炙　　西洋参米炒　　姜竹茹
姜半夏　　川雅连姜炒　　大白芍土炒　　熟白蜜
磨沉香　　薄橘红蜜炙　　枇杷叶

查　气郁动肝，肝旺刑金克脾，作咳，食胀，气噎作痛，发呕，形瘦，色悴，盗汗，口干，苔剥，气阴由咳吐而伤肝胃，肺脾同治。

代赭石　　北沙参　　夜合花　　乌梅炭
炙冬花　　制半夏　　旋覆花　　姜竹茹
川贝母　　粉甘草　　开口椒

姚　八十老人初春新得食物即吐去，此系胃病，近加气噎，脉软弦滑，属于中阳弱，木邪旺，痰阻于中，暂以降胃平肝以化痰。

枳壳炭　　青皮炭　　炙橘皮　　乌梅安胃丸
真川椒　　代赭石　　旋覆花　　白茯苓
醋吴萸　　鲜姜汁　　广郁金　　姜半夏
焦枳实　　姜竹茹

周 去年夜膳骤然脐右作痛，旋呕常泛，吐酸水，绵延迄今愈发愈甚，甚至一日之食，须分三天服下，犹不平静，时鸣响。此乃肝脾失和，真火衰弱，所以服下半日之食，吐出仍完谷不化，病名反胃，深则成膈矣。

淡白附　　老苏梗　　淡吴萸　　鲜生姜
姜半夏　　薄橘红　　台白术　　大白芍
白茯苓　　姜川朴　　姜竹茹

杨 食物则呃，饮汤则吐，作冷并作咳，喑嘶，脉左弦右细，舌绛苔黄，火也、热也、湿也、风也。见象如此，于方书中胃口有死血一条似合，恐血病有举之虞。

真猩绛　　丝瓜络　　川郁金　　失笑散
旋覆花　　桃杏仁　　淡竹茹　　广橘红
代赭石　　枇杷叶　　黛蛤粉　　干藕节

李 素有肝阳，因惊伤肝，气乱上逆为呃，七八日不止，脉软弦，苔干糙，气弱液亏之体，即止为善。

台参须　　姜半夏　　大白芍　　炙橘红
炒苏子　　旋覆花　　炙甘草　　活磁石
姜竹茹　　代赭石　　大麦冬　　紫蛤壳
枇杷叶
代茶：刀豆子、干柿蒂

姚 脉软弦有年，气弱，木郁不达，中气失降，乃发为呃，三日不止，尚未妨食，但呃不断，则谷不下，即属险重。

磨沉香　　炙橘皮　　姜竹茹　　姜半夏
代赭石　　磨乌药　　老苏梗　　磨青皮
旋覆花　　干柿蒂　　磨枳壳　　公丁香

陈　前日起形寒形热兼咳，更连声呃忒，切脉浮弦滑大。风火痰热见象，即止为吉。

炙橘皮　　代赭石　　炒桑叶　　带心麦冬
炙竹茹　　旋覆花　　杭菊花　　粉丹皮
南沙参　　大白芍　　干柿蒂　　姜半夏

三　消

吴　泄泻多日，又生寒热，且发痧，热退痧回，气阴受伤，遂变肺消，饮一溲一，肉瘦，舌剥脉细弦。经过多恙，治当养正。

西洋参　缩泉丸　原金斛　五味子甘草同打

南花粉　扁豆衣　黄蚕茧　鲜藕煎汤代水

带心麦冬辰砂拌　覆盆子　螳螂子　金樱子各盐水炒

赵　两月形寒形热，上部有汗，渴饮溲利极多，气色夭，然脉软，舌白苔糙无津，大有上消之象有年，气阴已伤，症重勿忽。

西洋参　辰茯神　桑螵蛸　左牡蛎

南花粉　寸麦冬　紫贝齿　原金斛

黄蚕茧　青龙齿　五味子　辰灯芯

金樱子

二诊：上消饮一溲一有年，患此殊非轻恙。气阴弱，形色夭，上部有汗，气逆，脉软弦，火旺，再滋化源。

西洋参　代赭石　紫贝齿　紫白石英

五味子　　原金斗　　辰灯芯　　金樱子

寸麦冬　　桑螵蛸　　左牡蛎　　黄蚕蛹

邵　肺消，饮一溲一，夜间为甚，焦躁不能成寐，身热虽淡，便泄不止，苔糙脉细数。秋暑内受，气阴已弱，不能即愈。

缩泉丸　　茯神苓　　益元散　　扁豆花衣

大腹绒　　细川斛　　辰灯芯　　南花粉

黄蚕茧　　左牡蛎

凌　暑伤气，肺消，渴饮溲清而多，肌热无汗，客凉，腠理遏闭乃成是症。

嫩香薷　　南花粉　　南沙参　　鲜荷叶

扁豆花　　淡竹叶　　大连翘　　黄蚕茧

细川斛　　川通草　　益元散

张　肺消水清长而多，大便泻久不止，口渴不堪，身淡热，腹胀大，脉细苔薄。气阴受伤，因循多时，再难疏忽。

生白术　　缩泉丸　　桑螵蛸　　带皮苓

炒洋参　　粉甘草　　寸麦冬　　黄蚕茧

大腹皮　　辰灯芯　　扁豆衣　　左牡蛎

姚　表热日无夜有，乃阴伤火旺，所以焦躁，肺消依然不减，苔布糙，脉细数，不寐。安神潜阳养阴。

细川斛　南花粉　桑螵蛸　带心麦冬
鲜藕片　大白芍　青龙齿　扁豆花
黄蚕蛹　辰茯神　缩泉丸　金樱子
珍珠母

黄　两旬身热，经过酷热，气阴两伤，脉见细数，作渴溲多，似有肺消之象。此虚热不能表达，宜清化养阴以治。

南沙参　天花粉　益元散　带心麦冬
大白芍　连翘心　鲜竹心　黄蚕蛹
细川斛　左牡蛎　桑螵蛸　鲜荷梗

钱　汗闭，暑邪内伤气，遂成肺消，灼热无汗，饮一溲一，苔糙尖刺，防剧。

香青蒿　赤茯苓　黄蚕蛹　益元散
天花粉　细川斗　带心翘　鲜荷叶
扁豆花　鲜竹心　桑螵蛸　野蔷薇花

孔　寒热断续，暑邪伤气，渴饮溲清而多，已有消渴见象，须凉爽乃愈。

细川斗　杭菊花　冬桑叶　粉丹皮
大麦仁　杏仁衣　鲜竹心　桑螵蛸
鸡苏散　扁豆花　赤茯苓　大连翘

陆 气阴不足之体，安耐酷热之炎威，肺金受灼乃成肺消，饮一溲一，已经三日，且有寒热炽于夜分，脉细数，薄糙苔化去，舌红。阴伤火旺，暑热恋肺，最防不支变幻。

冬桑叶　细川斗　大连翘　桑螵蛸
杭菊花　益元散　鲜竹心　鲜藕片
南花粉　黄蚕茧　金樱子

痰　饮

陈　痰饮宿恙，得外感而举，且有寒热，痰白，脉弦软。中阳不足，宜用温和。

白茯苓　　炙甘草　　制半夏　　旋覆花
川桂枝　　北五味　　赖园红　　大杏仁
台白术　　淡干姜　　代赭石　　炙紫菀

徐　饮邪咳喘，倚息不得卧，常欲伛偻。肺肾出纳之气无权，主动又在乎肝，即刻一阵面赤有汗，切脉右部微数，左手细弦，舌红苔浊糙。此浊阴上泛，比之前回凶险数倍。

青龙齿　　左牡蛎　　胡桃肉　　蛤蚧尾五分，微焙研末冲
代赭石　　黛蛤散　　活磁石　　紫白石英
旋覆花　　枇杷叶　　霍石斛　　北五味甘草同炙

陈　寒嗽喉痒，吐稀沫，脉得双弦，系属饮咳，便有时溏，援饮咳例治，用小青龙汤。

水炙麻黄　炙甘草　　炒白术　　淡干姜五味同炙
酒炒白芍　北细辛　　制半夏　　炙冬花

水炙桂枝　炒陈皮　白茯苓

纪　中脘隐痛，经久走窜两胁，胃遂呆，有时恶吐，苔薄糙，脉弦。气弱蓄积之痰饮不克发泄，须以辛温通之。

老桂木　白茯苓　台白术　焦麦芽檀香仝炒
代赭石　磨沉香　杜苏子　大杏仁
旋覆花　淡竹茹　粉前胡　广郁金

瞿　痰饮咳嗽已起三载，痰吐不爽，脉微，苔粗糙，虽能饮食，恐有骤然喘脱之险。

台参须　甜杏仁　制半夏　鲜竹沥
胡桃肉　大坎炁　淡白附　活磁石
白茯苓　赖园红

张　三载寒嗽举发，气逆，痰中杂有黑点。肺伤及肾，恐其大喘，且防黑变为红，速速断酒忌口。

代赭石　沉香末　胡桃肉　紫白石英
旋覆花　黛蛤粉　白茯苓　盐水苏子
活磁石　炙冬花　盐水杏仁

二诊：寒嗽三载，近加气喘，痰中有黑星，已关乎肾，本来用温，因舌绛少苔，阴已不足，脉弦，阳火已亢，进镇纳有效，以原意加减。

活磁石　沉香末　黛蛤散　北五味甘草同炙

代赭石　　胡桃肉　　杜苏子　　生地炭砂仁同炒
旋覆花　　炙冬花　　大杏仁　　紫白石英

姚　本有饮咳，旬日前忽剧，午后渐见形寒身热，痰吐先稀后浓，气逆心宕，不寐，脉软弦，苔布湿糙。素有厥病，防发作。

代赭石　　旋覆花　　辰神苓　　杜苏子沉香汁炒
宋半夏　　海蛤粉　　姜竹茹　　炙冬花
川象贝　　赖园红　　紫白石英

二诊：饮咳旬日，前忽剧，过午形寒形热，气逆心宕，不寐，脉软弦，苔糙布板厚。前方似合，以此再治。

代赭石　　制半夏　　川象贝　　水炙桂枝
旋覆花　　茯神苓　　生穹术①　　紫白石英
甜新会②　　煅蛤壳　　大杏仁　　盐水苏子

三诊：饮咳宗金匮法，温纳肃降，肺脾肾合治，弦软脉退缓，板糙苔略松，气逆渐平，心宕亦定，咳减而痰仍白沫，头痛络疼不止。以前意再为变通。

淡干姜　　北五味　　制半夏　　紫白石英
代赭石　　制厚朴　　炙冬花　　炒苏子
旋覆花　　茯神苓　　大杏仁　　炒陈皮

① 穹术：苍术。
② 甜新会：新会陈皮。

尹 去冬生咳，延今痰稀不胨，背寒喉痒，头晕脚酸，脉缓。阳气已伤，今冬必发。

北细辛　川桂枝　制半夏　炙冬花
川麻黄　炙甘草　炒白芍　淡干姜五味同炙
大杏仁　炙橘红

二诊：饮邪久咳，进小青龙法，诸症均减，喉痒未止，脉濡弦。仍援外饮例治。

白茯苓　炙甘草　象贝母　旋覆花
台白术　杜苏子　炙桂枝　代赭石
制半夏　大杏仁　炙橘红

邹 气喘作咳十余年，杂肝兼胀，干呕有痰，筋掣，动风幸即止，脉细弦，苔白。援痰饮例治。

白茯苓　炙甘草　胡桃肉　五味子淡干姜同炙
老桂木　代赭石　制半夏　紫白石英
台白术　旋覆花　大白芍　活磁石

二诊：气喘痒咳，根株已深，温纳镇养少验，足见资格已不浅矣。且受终年带痰出泄殊甚，一时即愈，势必不能，仍以前意再损益。

白茯苓　炙甘草　大坎炁　紫白石英
老桂木　台白术　活磁石　熟地炭
代赭石　旋覆花　制半夏　炙新会

李 阳升饮泛，中脘作冷，耳鸣，虽系血气两亏，补则助其升旺。

震灵丹　左牡蛎　姜半夏　老桂木
料豆衣　杭菊炭　青龙齿　炙橘红
茯神苓　活磁石　大白芍

胡　疟愈因劳外感生咳，去冬至今，痰沫寒热或作，脉弦软。营卫薄弱，疟根未除，饮咳欲成之象。

白茯苓　制半夏　炒苏子　炙冬花
川桂枝　青陈皮　台白术　姜枣
炙紫菀　大杏仁　象贝母

痰喘

翁 痰喘六月，初举发愈，不多日即反复，绵延迄今。前日又发，更加便泄汗淋，脉细弦小数，无神少根，照此脉症，已在不治，抑且虚不受补，愈形棘手矣。

生熟龙齿各五钱　沉香末五分　小麦三钱
大坎炁三条　北五味一钱五分　甘草全炙
生熟龙骨各五钱　红枣三个　生地炭三钱白附四分同打
生熟牡蛎各一两　紫衣胡桃肉三枚　医门黑锡丹二钱

陈 痰喘宿恙屡发，秋初迄今未平，且大举数次，胃气遂呆，左脉软弦，苔老黄，中晕灰。时邪湿热夹杂痰火，肝肾阴弱，肺脾阳虚，标本兼治。

大坎炁　胡桃肉　甜杏仁　生地炭青铅同打
活磁石　制半夏　白茯苓　紫白石英
新银杏　炙桑皮　炒陈皮

二诊：前方主肾佐肺治，养阴纳气，宿咳喘恙似见轻减，且谷神略苏，软弦脉略扬平，以原意再进。

原青铅　炙冬花　炒陈皮　生地炭白附同打
大坎炁　胡桃肉　制半夏　北五味甘草同炙

甜杏仁　　白茯苓　　紫白石英

三诊：气喘兼遗溺，肺气固弱，肾气亦亏，前法温纳见效，可见资格已深，不可忽略。

炙五味　　胡桃肉　　大坎炁　　中生地磁石同打
台参须　　炙冬花　　牛膝炭　　紫白石英
炒陈皮　　桑螵蛸　　制半夏

四诊：喘而遗尿，肺肾气阴大伤，培养本元，似有格拒，痰多脉缓。中焦停顿少运之弊，当小其制。

大坎炁　　缩泉丸　　胡桃肉　　炙五味干姜同炒
活磁石　　白杏仁　　桑螵蛸　　杜苏子沉香汁炒
炒陈皮　　紫白石英

叶　气郁木不调达，发生气喘，不咳，痰吐白腻，肺亦病，失肃降，金不制水，胸口胀，按之痛，最防腹亦胀。

磨沉香　　归身炭　　粉前胡　　胡桃肉
原青铅　　制川朴　　代赭石　　杜苏子
制半夏　　炙甘草　　薄官桂　　炙橘红

顾　已进参地，并不饱胀，其喘夜分仍剧，尚出汗，谷食进少，大便日行，脉稍有神，但症凶又届大节，不能许定无妨。

台参须　　炙橘红　　代赭石　　熟地炭青铅同打
制半夏　　活磁石　　胡桃肉　　旋覆花

囫囵杏仁　大坎炁　　辰神苓　　淡干姜五味同炙

怀牛膝炭　紫白石英

改方：去杏仁，参须易炒党参，加炙草、土炒白术、茯苓。

黄　喘咳举发延长，痰中有血，幸赖食旺，脉细苔薄糙。镇肝肃肺兼纳肾。

代赭石　　炙冬花　　白茯苓　　紫白石英

旋覆花　　冬瓜子　　黛蛤粉　　盐水苏子

川贝母　　胡桃肉　　甜杏仁

徐　气郁伤肝，先气痛，继气喘，去年得之，近日举发，苔糙，脉濡弦。杂有时邪，暂以活法变通权治。

生穹术　　白茯苓　　胡桃肉　　紫白石英

川厚朴　　制香附　　小川芎　　制半夏

老苏梗　　炙五味　　莱菔子　　黑山栀姜汁炒

沉香末

二诊：粗白苔略匀，濡弦脉稍清，其气机似有灵通之象，但症系内伤，不易治根迅验，即得效，势必不免反复。气喘之患，其根在肾，亦最深也。

越鞠丸　　活磁石　　杜苏子　　香谷芽檀香同炒

沉香片　　白茯苓　　胡桃肉　　紫白石英

川厚朴　　老苏梗　　春砂仁

三诊：肾气虚而作喘，夹杂湿邪，不能填纳固肾以治本，须化湿醒胃，必兼理气。今胃渐醒矣，喘不大举，虚则气不纳固喘，实则气壅滞亦能喘，使有邪而补之则反增其喘矣。活法在人，其在斯乎？

活磁石　　香附子　　杜苏子　　胡桃肉

春砂仁　　白茯苓　　川厚朴　　制半夏

陈佛手　　紫白石英　炙橘红　　鸡内金

墓头回　　香谷芽

咳　嗽

蒋　新感引动宿咳，痰沫气逆经候不能卧，身热二日即止，纳减，脉细弦。镇肝肃肺以治。

代赭石　香白前　炙冬花　炙竹茹
旋覆花　大杏仁　冬瓜子　新银杏
苏子梗　象贝母　炙紫菀

李　或咳或嗽，火也，湿也，心宕则火病，腹泻则湿病，权衡湿火之间，在乎治者之能事与否。

煅蛤壳　川朴花　炒陈皮　旋覆花
杏仁衣　大腹绒　半夏曲　生熟苡仁
象贝母　辰神苓　代赭石

丁　咳嗽清晨为甚，经数十日，痰沫泡已见，盗汗。气阴两伤，饮食减半，脉软，苔粗糙，延久恐见红入损。

肥玉竹　海蛤粉　代赭石　炙紫菀
炙芪皮　炙甘草　旋覆花　南北沙参
生地炭　甜杏仁　炙冬花　白茯苓

张 咳而痰不易出，寒热如疟不定时，脉左弦少利，湿热夹痰，邪在半表半里，隶属少阳。体阴不足，其苔干糙厚布，清肃其金，和解其木。

南沙参 柴胡炭 象贝母 生蛤壳青黛同打
香橘络 杜苏子 粉甘草 制半夏
带子丝瓜络 香白前 大杏仁 淡竹茹
旋覆花 广郁金

姚 咳呛恶吐，饮食大便畅后不减，右腰痛定，移于腿胯结核，其痰入络可知。脉滑数，痰多，体有热，不能过燥。

杜苏子 旋覆花 海蛤散 带子丝瓜络
莱菔子 橘络红 象贝母 制半夏
白芥子 炙竹茹 大杏仁 广郁金

黄 形寒形热，畏风，咳痰极多，由坠水而得，寒湿之气遏伏，由肺家浅路发泄，须从汗而解。

水炙麻黄 苦杏仁 炙百部 粉前胡
水炙桂枝 粉甘草 苏子梗 荆芥穗
炙冬花 炙紫菀 炒陈皮 制半夏

秦 七年咳病，初春发动，半月内不思食，不能眠，动即喘，痰杂色，诸邪杂感，脉软弦，苔浊厚，最怕邪正同归于尽。

台参须　大杏仁　白茯苓　竹沥半夏
胡桃肉　炙甘草　川桂枝　赖园红
杜苏子　新银杏　炙冬花　紫白石英

赖　咳吐臭痰杂血，能食，大便少行，并无寒热，明非风寒，脉左关弦，右寸浮大，余部濡。系肺热肝火脾湿酝酿，尚非内痈见象。

炙桑皮　黛蛤散　旋覆花　带子丝瓜络
大杏仁　生苡仁　桃仁泥　粉丹皮
香橘络　金丝荷叶　冬瓜子　淡竹茹
广郁金　青芦管[①]

陶　去冬作咳，频吐稀沫，喉道堵塞，其来路似从头额鼻管而下背，觉形寒。此寒入肺俞，内舍于脏，胃气已弱，治难速效。

台参须　炒苏子　蜜炙麻黄　北细辛
旋覆花　制半夏　代赭石　炙百部
酒炒白芍　炒甘草　蜜炙桂枝

减方：去细辛、桂枝，加杏仁、象贝、紫菀，如痰爽吐，去麻黄、参须。

① 芦管：芦苇的茎。

陈 咳将两月，干呛时多，咳而溲多，遗溺，脉细微少神，更兼便泄。肺脾与二肠膀胱肾皆病，非风寒咳嗽可比。

炙诃子　炙冬花　杏仁霜　益智仁
白扁豆　台白术　生山药　桑螵蛸
野百合　炙甘草　炒川贝　炒麦冬

王 咳而形寒形热，喉中痛，脉弦软。显然新感风温之邪内留，但气阴薄弱之体，急开其邪，必动络见红。

冬桑叶　大麦芽　淡竹茹　薄荷头
象贝母　莱菔子　炒丹皮　黛蛤散
竹半夏　大杏仁　杜苏子

疝　气

徐　冬时患疝，右肾子肿大如卵，不痛，至今不常寒热。系湿热火深入下焦肝肾，所以纠缠。

荔枝核　香橘络　炒金铃　淡海藻
炒延胡　川桂枝　小茴香　炒泽泻
淡昆布　大白芍　丝瓜络

石　右睾丸肿胀且有寒热，其胀更甚。三年前有根如此，兼咳隐痛。苔粗糙干白无津而不索饮，脉细微软。湿热困顿中阳，气不足，最防疝气上冲。

青防风　苏子梗　炒橘核　土炒苡仁
旋覆花　大杏仁　象贝母　带子丝瓜络
大连翘　荆芥头　赤茯苓

二诊：两剂汗解不足，寒热已退，疝气胀，咳嗽隐痛亦松，苔粗糙。阴伤湿热所致。

生苡仁　大杏仁　冬瓜仁　带子丝瓜络
淡竹茹　象贝母　香橘核　香白前
车前子　炒泽泻　赤茯苓

三诊：寒热退后咳嗽隐痛即止，惟肾子胀疼依然。

素有白浊，肺脾肾气阴大伤，湿热下陷所致。脉细，本虚见象，苔糙，邪留之征。先去标邪，尚难治本。

粉萆薢　赤茯苓　淡昆布　带子丝瓜络

香橘核　象贝母　炙竹茹　土炒苡仁

干菖蒲　台乌药　益智仁　甘草梢

四诊：浊伤肝肾，湿热乘虚下陷，睾丸胀虽减，但苔仍湿糙，必邪尽乃愈。

真小茴香　丝瓜络　香橘核　淡昆布

生薏苡仁　瓜蒌皮　半夏曲　炒延胡

炒江枳壳　赤茯苓　车前子　粉萆薢

杨　右睾丸疝痛举发，其大如拳，有㿗疝之象，因劳碌所致。拟补中益气汤加减。

台参须　粉归身　荔枝核　粉甘草

炙芪皮　台白术　炙升麻　白茯苓

白苡仁　淡昆布　小茴香　炒陈皮

温　少腹先痛，继以右睾丸疝胀，溲亦痛，海底隐疼，脉细数右弦。肝脾湿热，宣化其邪。

焦川柏　赤茯苓　炒泽泻　香附米盐水炒

炒橘核　生木香　炒蒌仁　丝瓜络盐水炒

小青皮　宋半夏　土炒苡仁　穹术盐水炒

二诊：少腹痛，海底隐疼，右睾丸疝胀。服药有验，惟呛出少血夹杂痰中，宿有是恙，亦关时邪湿热。

脉尚弦，还防再痛。

代赭石	炒橘核	黛蛤粉	土炒苡仁
旋覆花	丝瓜络	宋半夏	盐水橘红
丹皮炭	茜草炭	干荷叶	保和丸

遗精淋浊

姚 遗精，肾阴伤，肾火旺，头昏，睡醒出汗，饥不能食，脉左弦劲，右细软，苔湿。浊阴与时湿交泛，须治其本。

台参须　粉甘草　左牡蛎　生地炭磁石同打

香谷芽　川黄柏盐水炒　生龙骨齿　春砂仁盐水炒

吴 小溲短少频数，交夜为甚，不痛。苔湿糙，脉濡弦。湿热夹火，淡渗苦泄。

白通草　大木通　块滑石　萹蓄草

辰灯芯　生草梢　生苡仁　车前子

淡竹叶　真川柏　海金沙

高 遗泄二载，最远不过旬日，有时无梦，肾关不固矣。经久必虚，脉软弦，第非一味补法所能止。

台参须　真川柏　大生地　春砂仁盐水炒

天门冬　龟甲心　鹿衔草　线鱼胶蛤粉炒

粉甘草　粉丹皮　白莲肉须

吴　湿热火下趋成浊，固肾分利以治。

萹蓄草　甘草梢　炒泽泻　益智仁盐水炒

赤茯苓　台乌药　淡竹叶　川萆薢盐水炒

辰滑石　干菖蒲　车前子

二诊：下浊已稀，脉仍濡弦。湿火尚未清也。

南沙参　石决明　石莲肉　川萆薢盐水炒

黛灯芯　左牡蛎　干菖蒲　益智仁盐水炒

茯苓神　甘草梢　白莲须

石　浊久肾阴大伤，阴虚乃生内热，水亏必然火旺，正弱易受邪。发声本从肾出，其喑哑也。须治其本，兼散表邪。

黛蛤散　粉丹皮　粉甘草　盐水元参

冬桑叶　杏仁衣　莱菔汁　净蝉衣

生地炭　川柏炭　炒牛蒡　萆薢分清丸

徐　苔板白布，中阳郁结，湿热火随，清气下陷，小便血且有瘀块作痛，头昏脉细弦不清。本弱，恐纠缠。

小蓟炭　赤茯苓　海金沙　西血珀灯芯同研

石决明　料豆衣　瞿麦穗　旱莲炭

杭菊花　萹蓄草　藕节炭　车前子

周　一冬事烦，虚阳少戢，眩晕频作，伤于下浊且杂精泄。肾大伤，水亏则火旺，交春肝木主令之时，下浊精泄依然，眩晕势必大举，况脉已刚劲，尤为可惧，亟宜静养为是。

生地炭砂仁同炒　川黄柏盐水炒　辰茯神　生龙骨齿
萸肉炭盐水炒　粉丹皮秋石水炒　肥知母　大芡实
怀山药人乳蒸　生熟牡蛎　细川斛

顾　赤淋月余，大便重坠，此心遗热于小肠，清气下陷故也。嗌腭干，液不上承使然，少腹膨满，其不快，痛状有难以言形。肾虚，膀胱气化失职，服前药已减大半，以原意再治之。

西血珀　车前子　淡竹叶　红蔗稍
细川斛　海金沙　辰赤苓　瞿麦穗
白灯芯　生草梢　萹蓄草　通关滋肾丸

余　去冬服补后得有肾病，玉关不固，每于大便后精滑常出，遂腰酸足软，脉数。滋阴以制其阳。

干生地　细川斗　春砂仁　女贞子
五味子　龟甲心　山萸肉　白莲须
粉甘草　花龙骨　真川柏

时　病伤气阴已甚，虽调治得愈，而正元究未恢复。寝汗，便不结，肾关少固，时有遗象，或络中痛，脉弦软。调其肝脾肾。

台白术　党参炭　白苡仁　炒扁豆

炙甘草　　大白芍　　炒茯苓　　麦谷芽
生鸡金　　菟丝子　　湘莲肉　　煅牡蛎
大芡实　　盐水陈皮

潘　成丁之年，发生呕血，经过三载，春时又见，不多，但内热口秽，闻声惊惕，有痰脓不易吐，更兼不常遗泄，脉弦。水亏火旺，务须调养。

细川斛　　杭菊花　　辰茯神　　潼白蒺藜
湖丹皮　　磁朱丸　　宋半夏　　大芡实
鹿衔草　　青龙齿　　黛蛤散　　白莲心
茅根肉

庄　无梦遗泄，甚至日间遗滑，行动则无，坐久则作，脉两尺最弦。肾阴弱，肾火旺，气不固精，是为重症。

炙绵芪　　西洋参　　真川柏　　白莲须肉
煅龙骨　　生菟丝　　肥知母　　鹿衔草
粉甘草　　辰神苓　　制香附

马　遗泄，肾阴不足，过于用心，阳升头昏目胀，心跳少寐，烘热，脉软弦。须补水以熄火，然必加闲散方验。

青龙齿　　粉丹皮　　辰茯神　　中生地砂仁同炒
生木香　　左牡蛎　　龙眼肉　　夜交藤

淡天冬　　大白芍　　山萸肉　　香枣仁枸杞同炒

料豆衣

二诊：肝肾不足，水亏火旺，阳升火盛生风，肢酸振动，头昏胀，夜少寐，皆遗泄所伤。补北泻南。

炒丹皮　　怀山药　　马料豆　　中生地砂仁同炒

花龙齿　　龟甲心　　珍珠母　　香枣仁川连汁炒

左牡蛎　　辰茯神　　山萸肉　　远志肉甘草水炒

谭　淋二十日，不痛尚轻，惟滴沥不快，兼咳。肺遗热于膀胱，须望上游清肃，则下淋自愈。

南沙参　　玉桔梗　　大杏仁　　粉前胡

杜苏子　　川通草　　象贝母　　赤茯苓

炒车前　　萹蓄草　　瞿麦穗

邵　血淋涩数痒痛，淋沥不快，已五日。其势不衰，脉小数。心遗热于小肠，肾阴不足，膀胱积热，最为纠缠。

生地炭　　炒车前　　生草梢　　牛膝梢

大白通　　辰滑石　　萹蓄草　　红蔗稍

淡竹叶　　瞿麦穗　　西赤珀灯芯同研

姚　浊后如淋，不通而酸，由劳乏得之，属劳淋一途。所以增寒烘热，用东垣法。

炙绵芪　　炙升麻　　炒归身　　粉萆薢

炒白术　　炒柴胡　　车前子　　益智仁
白茯苓　　生草梢　　炒陈皮

徐　湿热下注成淋，酸坠，所下浑而色红，日有数十次，大便亦不快，致少纳头昏，脉软弦，苔厚糙腻，须忌口。

白蔻仁　　小木通　　炒杭菊　　炒泽泻
炒车前　　块滑石　　海金沙　　茯猪苓
焦栀炭　　淡竹叶　　川朴花　　焦蒌仁
生草梢

颜　大病后阴伤未复，刚愈，前日涉入高岗，伤肾，乃成血淋，如脓如血，脉软，苔干糙，恐形纠缠。缘阴伤未复故也。

石莲肉　　海金沙　　生洋参　　西血珀灯芯同研
原金斗　　萹蓄草　　淡天冬　　红蔗稍
生草梢　　赤茯苓　　瞿麦穗　　炒车前

归　淋浊伤肾阴，所以阳升头眩，小溲时肛门下坠。正伤不可攻劫。

西洋参　　生菟丝　　车前子　　菊花炭
石莲肉　　石决明　　甘草梢　　白莲须
茯神苓　　淡竹叶　　代赭石

金 下浊色赤，已隔二载，又发小溲无恙，此一夏之湿热发动，关乎劳伤。于固肾中驱其湿热，兼升清阳。

甘草梢　粉萆薢　大芡实　台乌药

赤茯苓　炙升麻　白莲须　益智仁

干菖蒲　炒车前　淡竹叶

柳 遗泄水亏火旺，上腾清空，目赤头疼，牙关不利，内热溲赤，脉软弦。养阴熄火。

女贞子　石决明　香橘白　生地炭磁石同打

马料豆　原金斛　宋半夏　大白芍

池菊花　左牡蛎　潼蒺藜　青龙齿

袁 梦遗频作，肾精亏，水不生木，木火旺，木用升，肾开窍于耳，作痛流水，所因不免，非比风热而痛易治。

萸肉炭　花龙骨　鹿衔草　生地炭磁石同打

炒菊花　炒山药　白莲须肉　粉丹皮

白茯苓　左牡蛎　炒泽泻　甘枸杞

杂　病

查　右目于去年瞳人忽然散大，渐风轮起白，不能见物，左目亦大，已昏花，光仅一线，亦难保明。乃肝肾阴虚，风阳侵窍，因循所误耳。

干首乌　左牡蛎　炒滁菊　中生地浮石粉炒
青龙齿　石决明　肥知母　川黄柏盐水炒
潼蒺藜　马料豆盐水炒　白芍青黛拌　磁朱丸另送

钱　右目交午时作痛，过时即止，如此三日，风火内热盛于阳分使然。

石决明　细川斛　生贝齿　料豆衣
白蒺藜　嫩勾勾　粉甘草　冬桑叶
黛灯芯　杭菊花　荷叶边

马　本有鼻衄，近未发，下垢色黑有光，胸痛即出络之血，下趋肠道，本来与肠连络，热邪下移，胸亦肺部也。清肺和络行瘀。

南沙参　淡竹茹　广郁金　带子丝瓜络
香橘络　鲜藕节　枇杷叶　当归须酒炒

瓜蒌仁　　白茯苓　　鲜荷叶　　桃仁泥炒黑

归　肝胃肺脾均病，咳而喘，不食，经旬日行大便，其肿则前心后背骤剧，抑且时时昏厥，并不能寐，舌绛少苔，脉弱模糊。必能进食乃可支撑。

乌梅安胃丸　　茯苓皮　　香橼皮　　生谷芽檀香屑同炒

钉代赭石[①]研冲　　左牡蛎　　炙新会　　磨沉香汁冲

大腹皮　　炒泽泻

温　胸是肺部，肺属天，天气不清，受地气之浊蒸腾，致清旷之地窒痹，阵痛似属胸痹，不能作胸痹治。良由痰热窜入络中，设或一着痕迹，反有添枝动血之虞。

瓜蒌仁　　香橘络　　桑叶络　　冬丝瓜子

白通草　　杏仁泥　　广郁金　　青盐半夏

丝瓜络　　川贝粉　　荷叶筋　　老枇杷叶

钱　痰火扰乱神明，胃热极盛，遂成狂越，经清静地，养夜分，略能寐，仍少知觉，唇吻焦碎。热虽外达，再须外助开导，怡悦演讲，方能霍然。

石决明　　焦远志　　青龙齿　　礞石滚痰丸

鲜竹沥　　珍珠母　　陈胆星　　鲜金斛

---

① 钉代赭石：代赫石别名赤土、土朱、红石头、钉赭石、赤赭石等。

九节菖蒲　紫贝齿　天竺黄　磁朱丸

抱木辰神

减方：加鲜沙参

顾　心跳不寐，看赛会后忽然阳升发狂，无知无识，手扬足掷，语无伦次，脉弦数，舌干粗糙。此非药石所能荡平于一时也。

白金丸　石决明　淡竹茹　竹沥达痰丸

原金斛　辰灯芯　辰赤苓　竹沥半夏

珍珠母　磁朱丸　生龙齿

陈　一星期形寒形热作咳，小溲点滴不通，致上泛作恶，甚则作呕，脉弦数，舌绛苔干糙，唇红。必须滋其化源，则邪化溺多。

南沙参　代赭石　块滑石　盐水橘红

香白前　杜苏子　旋覆花　生蛤壳

车前子　细川斛　石决明　淡竹茹

冬瓜子皮

俞　惊伤肝，气乱，神不守舍，阴阳失和，不能寐，心君跃动，营卫不和，则寒热往来，阳升，故耳鸣足冷。曾进养血镇惊，毫无消息，拟用血肉有情之品育阴。

陈阿胶　川雅连　辰灯芯　炒枣仁

鸡子黄　　辰茯神　　青龙齿　　金器一件

夜交藤　　珍珠母　　柏子仁　　大白芍甘草同打

左牡蛎

徐　无端牙缝出血，盈碗盈盆，抑且气逆汗出，满身发出葡萄瘟毒，盈千累百，足寒，舌裂，脉弦尺甚，不耐按。此系龙雷之火上冲，并非实热，所以寒凉之品毫无应响，爰拟安戢阴火一法，未识可能中肯否。

生地炭　　淮山药　　川黄柏　　藕节炭

左牡蛎　　萸肉炭　　肥知母　　焦栀炭

福泽泻　　丹皮炭　　赤白苓　　侧柏炭

青龙齿

妇　人

褚　癸水两月不至，少阴脉有动象，似孕非病。近日食胀，苔少中剥，脾胃运弱，肝血养胎，其用侮中。宜养肝血以快脾气。

酒炒当归　老桂木　麦谷芽　广藿梗
酒炒白芍　淡吴萸　白茯苓　绿萼梅
连壳砂仁　炙甘草　香橘红　广木香

花　居经两月，通行极多，并无块下，不痛，脉弦数。血热火旺而来，并无瘀血，可以止住。

血余炭　左牡蛎　生地炭　粉当归山栀炭同炒
石决明　焦柏炭　春砂仁　侧柏炭
大白芍　陈棕炭　玫瑰花

时　二九之年，地道骤崩，有块大下，从二月绵延至今方净，幸赖食强，然形色萎黄，脉虚弦。营血大伤，必得阴阳平等，营卫调和，乃无别症发生。

台参须　青龙齿　炒陈皮　大白芍酒炒
炒川芎　左牡蛎　乌贼骨　白归身酒炒

细生地砂仁同炒

二诊：经崩有块，绵延数月，今下淡水兼白。血伤及气，脉尚弦数，腹部格拒，必形纠缠。

归身炭　乌贼骨　炒陈皮　生地炭砂仁同炒
炒白芍　血余炭　左牡蛎　炒川芎
生龙骨齿　生谷芽　固下丸

黄　寒热五日未止，且加泻，又经崩，脉软弦数，苔铺白，不能禁口，难免后患。

元武版　焦柏炭　大腹绒　樗椿根皮炭
酒芩炭　大白芍　荆芥炭　南楂炭
血余炭　炒白薇　赤白苓　震灵丹

庞　经冲屡见欲成漏，腰酸胃呆，脉细软弦。血虚之体，早止为善。

台参须　血余炭　山栀炭　生地炭砂仁同炒
归身炭　生橘白　藕节炭　香谷芽檀香屑同炒
大白芍　佛手花　川杜仲　川续断

虞　疟早截邪留，药弊，吐血、齿血、鼻血，更遇癸行，其阴血可想，实乎虚乎，血虚热必生，血虚火必旺，左脉弦大，右脉细数，即此征也。舌白苔滑，阴虚可知。

石决明　生艾绒　西赤芍酒炒　鲜生地捣汁拌炒姜渣

柏子仁　白茯苓　白当归酒炒　鲜姜捣汁拌炒生地渣
福泽泻　萸肉炭盐水炒　粉丹皮盐水炒

沈　血液亏，元气弱，肺脾不足，为肿为泻，肝肾亦虚，为带为漏。今咳止，中气弱，腹时鸣，食则胀，过虚补则壅中，然不养正则各症易见，必须治本，以扶气血。

西洋参　大白芍　归身炭　青陈皮
白莲须　青龙齿　左牡蛎　扁豆衣
炙甘草

狄　经停结瘕，经来瘕散，腹反大，脐平，脉细微。气血弱亏，防成中满。

台参须　连皮术　青陈皮　福泽泻土炒
上桂片　大腹皮　香橼皮　煅牡蛎
带皮苓　炙甘草

钱　大恐肝肾受伤，癸水至期不至，过后淋漓，食减，间或寒热，脉郁弦不扬。调经疏肝，平神镇心。

粉当归　北柴胡　茯神苓　青龙齿
炒陈皮　大白芍　台白术　磁朱丸
制半夏　炙甘草　粉丹皮　黑山栀
薄荷梗

陈 白淫去年至今未曾止断，致癸水失信，腰酸气秽，脉弦软。肝脾湿火，经久损及八脉矣。

生菟丝 生白术 川杜仲 牛角腮灰
茯神苓 白苡仁 白果肉 盐水川续断
扁豆衣 胡桃肉 白莲须

二诊：白淫刚一年，脉弦软，虽由肝脾湿火，究竟八脉皆伤，经事不特不准期，且亦不红，想见不及化血，有若是之害。

台白术 大白芍 扁豆衣 酒炒柴胡
茯神苓 白果肉 鸡冠花 粉当归
炙甘草 车前子 白莲须 薄荷梗

三诊：癸事已了，白淫亦见差减，腰酸渐止。肝脾湿火，带脉不纳，又兼七情，容易反复。

台白术 粉白果 车前子 加味逍遥丸
生苡仁 白鸡冠 白莲须 盐水炒川断
胡桃肉 茯神苓 盐水陈皮

张 癸水或先或后，后来最多，不多数日即来，虚热生，胸间痞，腰间骨节酸疼，脉虚弦。血气两亏，只有滋本。

血余炭 归身炭 炒白芍 陈阿胶蒲黄同炒
青龙齿 左牡蛎 细川斛 醋炒艾绒
池菊炭 震灵丹 月月红 马料豆盐水炒

屈　癸水逾月不至，腹生痛，能食而胀，左脉弦。肝木失调达之象，酸敛强抑之弊，愈敛则愈横，务须仔细。

酒炒金铃　代赭石　酒炒当归　桃杏仁
酒炒延胡　旋覆花　盐水川芎　益母草
酒炒红花　磨郁金　左金丸加吴萸

张　手足骱无力作酸，癸水或先期多，或后期少，显然血虚。血虚原因在十余年之腹泄，脾伤则四肢不为人用，作麻又属血虚生风之象，一时不易即愈。

台参须　白茯苓　台白术　炙甘草
归身炭　炙桂枝　白莲肉　料扁豆衣
嫩桑枝　炒白芍　丝瓜络　姜枣

徐　癸水三月未来，胃气渐呆，形色萎黄而生咳嗽，脉毫无搏指象。非孕也，病也，还好癸水已自行，须冀通畅。

炙紫菀　炒乌药　青陈皮　苏子梗
粉前胡　川朴花　原红花　单桃仁
象贝母　制半夏　西砂仁　全当归

周　经事先期来而痛少而紫，其左少腹起块，时常痛，纳不思，头痛足肿，手麻，脉濡弦，苔腻糙。湿热为患，血气失和故也。

川朴花　　炒枳壳　　半夏曲　　带皮苓
越鞠丸　　沉香曲　　原红花　　广木香
老苏梗　　五加皮　　青陈皮　　炒乌药

丁　癸水见而即止，胸口痞闷，气机不舒，头昏作泛。本有肝阳，今则气为湿痹。治宜宣气化邪以和血气。

瓜蒌皮　　淡竹茹　　橘青皮　　大白芍桂木同炒
老苏梗　　制半夏　　佛手花　　香谷芽玫瑰花同炒
煅石决　　炒丹参　　广郁金

陈　白带转赤，由气分渐伤，血分更加，湿热旺时，所以又增寒热，脉濡弦，苔厚腻板。降则以平其升，消则以解其补，佐化湿热。

川朴花　　赤白苓　　白果肉　　赤鸡冠花
炒枳壳　　炒车前　　莱菔子　　老苏梗
炒莲须　　白蔻壳　　震灵丹

产　后

秦　夏时生产，旬外即成疟，强截因循至今，虽日见形寒身热，其血气已大伤，又有小儿食乳，出泄太甚，一时恢复不易。前诊进《金匮》桂枝龙牡法极效，然不无反复，因劳苦疾役体也。

川桂枝　粉当归　绵黄芪　台白术
生姜　青龙齿　大白芍　白茯苓
红枣　左牡蛎　炙甘草　大鳖甲醋炙
青陈皮　制半夏

孙　大产极速，胞衣碎破，留落在内，陆续而下，无怪大痛阵作，虚阳飞腾，汗出，几频晕厥。今痛虽作而势已缓，瘀露与块半夜后已未见下行，而黄色少下，亦瘀也。大腹膨胀，半属气伤阻滞耳。右手之大脉退静大半，能食，尚不大谬，惟饥饱寒暄，此须谨慎。

大川芎　藏红花　南楂炭　酒煅牡蛎
失笑散　青龙齿　广木香　炒谷芽
粉当归　砂仁壳　炒淮麦　益母草煎汤代水

孔 冬令生产，无儿食乳，地道未通，血虚何来。夫血生于谷食，谷食少，血难多生，脉细而软，阳气亦弱。养正即是去病法程。

归身炭　川桂枝　炙甘草　生谷芽玫瑰花同炒
东白芍　炒白术　白茯苓　盐水陈皮
炙冬花　西砂仁　北沙参

陈 脉细软弦，病后眠食均不大谬，惟食不知味，寐不沉酣，舌少润，苔花糙。因半产刚及一月，其虚不复，全在瘀露犹未净也。

台参须　花龙骨　白茯神　二泉胶蒲黄炭同炒
艾绒炭　炒枣仁　远志炭　藕节炭
血余炭　大白芍　龙眼肉　归身炭山栀炭同炒
炒淮麦

二诊：即半产已经属虚，下后瘀露一月不净，是谓重虚，虚不补不能望其净，但只补其血，亦难望止，须兼补气，经所谓阳生阴长，其灵机在此。

台参须　辰茯神　炙甘草　归身炭
龙眼肉　炙绵芪　二泉胶　煅牡蛎
鸡冠花　花龙骨　远志炭　大白芍
炒枣仁

陶 前月底分娩而病，旬日渐愈，早经起动复病，热不能达，有汗不解，气弱窒痹，所以微咳。气逆痰少，不爽吐，胸脘腹皆痛，两胁亦疼麻，上则恶泛，下则自利，苔花糙，有时剥光见红，脉弦数软不耐按。口干饮汤，停积中脘作泛，内有瘀血隔塞之故。幸天尚凉，但津亏气弱，正虚邪恋，恐难稳当。

川桂枝　大白芍　青龙齿　旋覆花
震灵丹　代赭石　青皮炭　真猩绛
磨木香　煅牡蛎　延胡炭　煅瓦楞
霍石斛　磨郁金

邵　产后作咳，手面皆肿，大便曾溏，舌白苔湿糙，脉虚弦。血气两亏，外邪内袭，最防中满即凶。

代赭石　苏子梗　象贝母　冬瓜子皮
旋覆花　大腹皮　带皮苓　炙冬花
熟荆芥　杏仁衣　炒陈皮

黄　产后空虚，必虚阳旺，浊阴泛，时兼又哀痛哭，伤其气，耗其液，致气道伤，喉间气阻，或塞，心烦不宁，脉模糊细郁，苔厚腻。拟四七汤宣利气机。

制川朴　老苏梗　鲜生姜　炒黄半夏
白茯苓　姜竹茹　青陈皮　广郁金
沉香片　陈佛手　京川贝

张　大产将阅一月，大便虽行，从未畅，瘀露至今不净，不知饥，食亦不饱胀，自觉发热，然并无肌热。

此血虚阳旺为本，湿热痰阻遏清气为标，脉得沉滑，苔见湿糙。当先治其标，后治其本。

川朴花　制半夏　薄橘红　淡竹茹玫瑰花同炒
老苏梗　炒枳壳　白茯苓　香谷芽檀香同炒
莱菔子　炒丹参　广郁金

赵　前诊妊娠见红，切脉已知不牢，隔日果下，但去血过多，营阴受伤，形寒形热如疟，新血虽止，昨日又来，色淡而少，心头觉冷，耳如蝉鸣，阳升脉弦数而软，苔干极，舌白。正虚邪恋之际，所怕热盛变晕。

青龙齿　左牡蛎　粉当归　生地炭炮姜同炒
原金斛　荆芥炭　杭菊炭　大白芍甘草同打
南楂炭　震灵丹　桃仁泥炒黑

二诊：因身热而小产，由小产而血虚，为血虚而发热，热盛则汗大出，泻大作，阴阳有立刻耗涸脱节之象，危矣险哉。频经大剂温以扶阳，静以养血，中间阴阳之枢纽，佐以固摄，今阴平阳秘矣。苔灰化净，舌质略有生气，照此不变，可许无虞。

台人参　陈阿胶　青龙齿　粉归身炮姜同炒
淡白附　干枫斛　左牡蛎　大白芍肉桂同炒
菟丝子　炒枣仁　麦谷芽　白茯苓

三诊：温补日服各大症均见安静，至于眠食尚佳，昨因有事，触感于心，即一夜不寐，抑且汗又出。今胸口觉痞，脉又弦不静，苔板糙。虚阳升越，缠绵必矣。

台人参　　粉归身　　夜合花　　青龙齿

淡白附　　野於术　　干枫斛　　左牡蛎

炙绵芪　　炙甘草　　生谷芽　　醋香附

四诊：气血大虚之余，发热出汗作泻皆定，但阴阳两亏，宿块乘虚窃发，今盘踞中脘，胀痛不能多食，气为之壅，水为之闭，苔糙边遮，口作渴，脉左软弦，右虚数。虚热内生，温通平木以止痛宽胀。

大白芍　　青龙齿　　霍石斛　　淡吴萸盐水炒

粉归身　　上桂片　　左牡蛎　　生谷芽

台参须　　茯神苓　　制金柑　　瓦楞壳醋煅

醋香附

五诊：半产血大脱，阴阳由此大伤，大进温补，当时未致决裂，忽然触气，肝胀且发动其宿癖，梗中遂不能猛补，放松两日，肝癖渐两安平而正元失助，脉又软弦，又须扶其血气矣。但今日正交大节，恐生变端，须防。

台人参　　穞扁豆　　青龙齿　　大白芍吴萸同炒

淡白附　　麦谷芽　　左牡蛎　　瓦楞子醋煅

霍石斛　　粉归身　　茯神苓　　陈阿胶

六诊：温补日进，有两旬之久，险症均安，但气血尚未复足，脾阳尚不健旺，虽食便仍溏，肝阴亦未复，有时尚升，头晕耳中时鸣，亦风阳不静也。寐短少酣，是心阴不足所致。慎口腹，摒七情乃无反复。

台人参　　炙绵芪　　大白芍　　青龙齿

炒枣仁　粉归身　柏子仁　野於术
陈阿胶　淡白附　左牡蛎　大腹皮
穞扁豆　茯神苓

幼　科

沈　风热痰火，上咳下泄，兼身热，脉细数，苔糙。乳积不化之象，已经多日，所恐延成慢惊。

川桂枝　枳术丸　赤白苓　南楂炭
大白芍　杏仁衣　宋半夏　香白前
扁豆衣　象贝母　大腹绒　炒陈皮

许　咳不甚，热不扬，已一星期。质弱本元已伤，精神迷倦，夹杂痰火，脉细弦，苔花白。最防痰闭。

陈胆星　苦杏仁　象贝母　淡竹茹
炒陈皮　粉前胡　玉桔梗　广郁金
宋半夏　炒枳实　赤茯苓

余　泻久必半夜黎明乃作，内境形象可知非独脾伤，抑且肝肾内贼，大腹膨满，症系本弱，务须谨慎口腹。

大白芍　炒莲肉　带皮茯苓　南楂炭
上桂片　大腹皮　土炒扁豆　伏龙肝煎汤代水
麦谷芽　炙甘草　煨肉果　土炒白术

煨姜枣

沙　种痘未脱痂，其毒发于耳下，浸淫蔓延一片作痒，并咳嗽。化毒化痰兼去风湿热。

炒银花　绿豆壳　象贝母　宋半夏
碧玉散　大杏仁　白鲜皮　炒陈皮
冬桑叶　赤茯苓　杭菊花　香白前
另五福化毒丸一粒磨冲。

石　三岁幼孩，去年断乳，今春种痘，肌肉瘦削，略咳，食不多。正在夏令，延成乳劳是虞。

白扁豆　粉甘草　川贝母　冬瓜仁
炙冬花　细川斛　生谷芽　淡竹茹
白茯苓　杏仁霜　炒玉竹

黄　大便或泄或结，二目羞明，匝月不开，脉细。乃乳孩，病延已久，正元大伤，所恐虚脱。

怀山药　台白术　扁豆衣　石决明
白茯苓　炙甘草　细川斛　干荷蒂
枇杷叶　杭菊花　红枣

徐　经痧未发透，误进寒凉，邪遏下陷，交夜烧热，下利色黑，次数极密，作咳不爽，舌白苔湿糙，脉细弦。痰火为病，质小气阴已伤，防有昏变。

陈胆星　　旋覆花　　淡竹茹　　广郁金

杜苏子　　粉前胡　　炒陈皮　　白茯苓

宋半夏　　玉桔梗　　代赭石　　海蛤散

象川贝　　囫囵杏仁

二诊：痧未透，足凉，药早服内陷为利，有冻。夫痧利未凶，经邪陷腑及脏，即呛咳不已，亦受凉药之弊，甚则延成痧劳，用药有如是之险。

玉桔梗　　山楂炭　　炒陈皮　　赤茯苓

粉前胡　　大腹绒　　白苡仁　　杜苏子

杏仁衣　　炙冬花　　象贝母　　地枯萝

顾　鼻涕作咳作恶，寒热大便溏，脉细数，舌红苔少。痰热夹风火，所怕迷厥。

冬桑叶　　杏仁衣　　象贝母　　赤白苓

杭菊花　　淡竹茹　　薄荷头　　广郁金

嫩勾勾　　荆芥头　　生蛤壳

姚　热伤肺气，食伤脾阳，一夏内或泻或痢或腹大，无怪内热中生，在治者见热治热，其热反甚。慎口腹，服药自愈。

资生丸　　炒扁豆　　大腹皮　　左牡蛎

北沙参　　大白芍　　带皮苓　　生鸡金

细川斛　　炙甘草　　麦谷芽

二诊：肺脾胃阴交伤，遂成胃强脾弱，中土之阴阳失和，肝木乘虚横肆，大便或溏或痢，腹膨胀。内热中生，和调阴阳。

资生丸　　炒白术　　炒泽泻　　生鸡金

细川斛　　北沙参　　白扁豆　　大腹皮

麦谷芽　　带皮苓　　煅牡蛎　　大白芍

粉甘草

减方：加炒香玉竹。

外　疡

徐　背部痰毒，按之绵软，色白，此属阴症，已成难消。苔无舌碎裂，阴又大伤，谷食近减溃，防虚脱。

生芪皮　　生扁豆　　生枳壳　　带子丝瓜络
白归身　　炒象贝　　香橘白　　香谷芽
台白术　　白茯苓　　鹿角霜

吴　右颈虚，痰核串生，右腋下成痰，初春自溃，至今疮口深小，流水极多，且翻突已成管漏，脉细。本元大虚，温养治之。

西党参　　白扁豆　　生熟草　　上桂心泛丸另送
台白术　　炒茯苓　　炒陈皮　　白芥子盐水炒
制半夏　　象牙屑　　生姜　　黑枣

二诊：虚痰均在右部，颈间两枚未成，腋际一枚开溃，贯以药线，管漏成矣。非温养不能收口。

生白术　　生熟草　　象牙屑　　大熟地麻黄同打
炒陈皮　　白芥子　　生姜　　上桂心饭丸另送
白归身　　制半夏　　黑枣　　鹿角霜酒烊冲

方　肛疡漏后，疮口渐浅，旁坚，渐软，阴虚湿热，不易收口，务须节劳为是。

大补阴丸　女贞子　生苡仁　白茯苓
真象牙屑　大白芍　白扁豆　福泽泻
生熟甘草　生白术　合欢皮　盐水陈皮

马　右颈结块，春时延今，大如桃，坚如铁，石疽之象也。近日胃呆头眩，目花，脉弦，阴弱阳旺，苔湿糙布，又具湿热体，最难治调。

煅牡蛎　橘络核　杭菊炭　带子丝瓜络白芥子同炒
京川贝　石决明　炒丹皮　大白芍甘草同打
料豆衣　黛蛤散　芋艿丸　乌元参盐水炒

年　苔糙脉细。湿热下窜经络，左腿胯下微肿，筋胀作酸疼，不能履行，夜有寒热，经旬再延，气凝血滞，亦能成痈穿溃。

丝瓜络　怀牛膝　西赤芍　川桂枝
粉萆薢　汉防己　络石藤　粉归须
生苡仁　嫩桑枝　制乳香

二诊：腿部发肿作酸，由胯下行即流而注定者，谓之流毒。夜有寒热，容易成，仍须温养血气。

原方去络石藤、防己，加五加皮、木瓜。

陈　悬痈，俗名偷粪老鼠，下部之疡，最恶，因循多日，已成寒热作矣。难散，惟恐溃后不收，成漏之患。

大川芎　炒陈皮　赤茯苓　炒泽泻
白归身　粉甘草　生苡仁　梅花点舌丹
西赤芍　炒银花　炒象贝

邓　血热火毒上升，左上门牙旁牙脚结肿，已大如龙眼核，经年不痛不痒，非痈毒，属血瘤一途。不易消散。

中生地　西赤芍　南花粉　盐水元参
粉甘草　炒丹皮　丝瓜络　绿豆壳
炒银花　海蛤散　杭菊花　象贝母

钱　伤口便毒，久溃不收，去年至今，本元大伤，喑哑，脉细弦。如其不收口，则绵延不过三载，切须留意。

生地炭　乌元参　生蛤壳　怀山药
制女贞　白茯苓　粉甘草　大白芍
南沙参　黑枣

纪　右肩尖微肿，色不变，但作酸痛，舌干苔布粗白，脉迟。夜有寒热，防成瘀血流注。

炙甲片　酒炒木瓜　酒炒红花　酒炒丝瓜络
桃仁泥　酒炒扶筋　大川芎炒　炙乳没
粉甘草　酒炒桑枝　玉桔梗　炒陈皮

吕　两脉软缓，足见阳气阴液皆亏，七年内受右肾腧穴分流疡常发，真元因此大伤。苔见湿黄糙，上中焦虚，湿热痰火素盛，遂成上实下虚，最难调治。

制香附　大白芍土炒　马料豆盐水炒　吴茱萸金铃子同炒
活磁石　鲜首乌酒洗　春砂仁盐水炒　廿四制金柑
菟丝饼　霞天曲　淡苁蓉盐水炒　柏子仁

二诊：七年内伤症，气弱液亏，隐癖，左右胁肋大小累累多处，大便坚燥，不堪多食，益阴仍不畅，已伤其气，反有胁疼冲逆之状，肾腧部分流疡常发，苔松黄，脉软缓。扶阳有生阴之功，乃属正治。

云茯神　台参须　马料豆盐水炒　炒枣仁研去皮
归身炭　大白芍　淡苁蓉盐水炒　山萸肉盐水炒
怀膝炭　柏子仁　淡吴萸盐水炒　生熟谷芽
大坎炁　上瑶桂去皮研末泛丸另送

杨　喉道中痛已数日矣，蒂丁与内喉皆红肿，两关亦红，且微碎，幸不寒热，不咳嗽，风热挟火上越使然也。

粉甘草　人中白　冬桑叶　盐水元参
玉桔梗　紫马勃　黛蛤散　青盐陈皮
宋半夏　山豆根　薄荷叶　白芦根

周　右环跳发麻作疼，外无肿形，多年宿根，系足三阴气血不足，当以温养为本。

川麻黄	鹿角霜	制半夏	怀牛膝盐水炒
大熟地	炮姜炭	炒陈皮	桑寄生
上桂心	白芥子	制草乌	姜枣

钱　右胯便毒发生三日，下浊则多时，良由败精入络，不易消散，容易成溃。

炙甲片	单桃仁	酒炒归尾	白芥子盐水炒
皂角针	象贝母	酒炒红花	丝瓜络盐水炒
制乳香	大川芎	酒炒赤芍	九龙丸

沈　左手无名指第二节外侧陡生疔毒红线，上窜及臑，已经刺破隔断，上延之势已缓，色渐减淡，惟由疮毒而来，内部须事廓清。

小川连	粉甘草	黄菊花	小红山栀
紫地丁	西赤芍	炒陈皮	金线重楼
金银花	粉丹皮	连翘心	元明粉

吴　左面颊漫肿，不痛痒，内腮则胀，吹风而起，已有寒热，脉弦数，左部尤劲。不独风热，显有木火上升清空，故速耳。

石决明	大连翘	二蚕沙	青防风
杭菊花	嫩勾勾	荆芥头	生蛤壳
净蝉衣	白蒺藜	粉丹皮	冬桑叶
真青黛			

钱 乳痈传中，溃久不敛，或有脓，或不出，致时胀时痛，时来寒热，脉弦数，苔湿白。温补托毒。

川桂枝　生黄芪　生苡仁　炒陈皮

鹿角霜　白归身　炒象贝　生姜

炮姜炭　台白术　粉甘草　元枣